医学本科院校精品规划实验教材
（供BL-420S生物机能实验系统使用）

生理学实验指导

主　编　彭　芳
副主编　陈代勇　周　慧　陈天琪
编　委（按姓氏笔画排序）
　　　　王　嫣　史　琴　朱　璨
　　　　李尧锋　何前松　陈天琪
　　　　陈代勇　罗　坤　周　慧
　　　　赵云华　彭　芳
主　审　许　红

西安交通大学出版社
XI'AN JIAOTONG UNIVERSITY PRESS

图书在版编目（CIP）数据

生理学实验指导/彭芳主编. —西安：西安交通大学出版社，2017.1（2021.12重印）
ISBN 978-7-5605-9393-7

Ⅰ.①生… Ⅱ.①彭… Ⅲ.①人体生理学-实验 Ⅳ.①R33-33

中国版本图书馆 CIP 数据核字（2017）第 023984 号

书　　名	生理学实验指导
主　　编	彭　芳
责任编辑	宋伟丽

出版发行	西安交通大学出版社
	（西安市兴庆南路 1 号　邮政编码 710048）
网　　址	http：//www.xjtupress.com
电　　话	（029）82668357　82667874（发行中心）
	（029）82668315（总编办）
传　　真	（029）82668280
印　　刷	西安五星印刷有限公司
开　　本	787mm×1092mm　1/16　　印张　13.5　　字数　320千字
版次印次	2017 年 2 月第 1 版　　2021 年 12 月第 7 次印刷
书　　号	ISBN 978-7-5605-9393-7
定　　价	32.00元

读者购书、书店添货，如发现印装质量问题，请与本社发行中心联系、调换。
订购热线：（029）82665248　（029）82665249
投稿热线：（029）82668803　（029）82668804
读者信箱：med_xjup@163.com

版权所有　侵权必究

前　言

　　生理学是在严格受控的生物学实验基础上建立起来的基础医学学科，生理学实验教学是生理学教学的重要组成部分。由于计算机和信息技术的引入和更新，使生理学实验的手段发生了很大的变化，明显提高了观察、记录以及分析生物学指标的先进性和准确性，推动了相关课程的教学和科研迅速发展。近几年，随着生物信号记录分析系统的升级，新一代系统在生理学实验教学中的运用，进一步提升了实验教学效率。为此，我们根据高等中医院校规划教材生理学教学大纲的要求，以及生理学实验教学改革实际需要，编写了供 BL－420S 生物机能实验系统使用的《生理学实验指导》，并适当融入部分人体运动生理的实验内容。

　　本教材共分五章。第一章主要介绍开设生理学实验的目的、要求、常用器械的使用、生理溶液的配制、常用动物麻醉方法和操作技术等。第二章主要介绍 BL－420S 生物机能实验系统的使用。第三章是本教材的主体部分，编者根据高等中医药院校教学大纲的要求，除保留了传统经典实验要求的多数实验观察项目，以保持学科发展的连续性和稳定性，还根据多年实验教学改革的实践经验，增加了一些突破传统的学科分科范畴的实验项目，这些实验项目可以供相关课程实验借鉴应用，可以在一个动物身上连续进行多项实验，观察多个生理学指标在不同时间、施加不同条件（因素）情况下的变化，这是实验教学改革的一项成果。试图通过这些具体的实验训练，培养学生严肃的科学态度、严谨的工作作风，以及对事物变化进行客观观察、分析，应用科学的思维方法独立地解决实际问题的能力。第四章简单介绍了生理学实验设计的基本知识，意在启发部分学有余力、对科学实验探索有浓厚兴趣的学生独立设计创新性的实验，培养他们的创新精神和实践能力。第五章为实验习题集，从不同角度列出了前面各章所涉及的问题，并附有参考答案，利于学生进行自我测试，将所学实验知识灵活运用，并得以巩固。

　　由于编者的知识水平有限，编写时间也较为仓促，本教材中难免有疏漏之处，恳请同道和广大师生批评指正。

编者

2016 年 12 月

目 录

第一章 总论 .... (1)
  一、绪言 .... (1)
  二、生理学实验常用器械的使用方法 .... (3)
  三、生理学实验常用溶液及其配制方法 .... (9)
  四、生理学实验常用气体及其制取 .... (14)
  五、生理学动物实验的基本操作技术 .... (14)
  六、常用实验动物生理指标常数 .... (26)

第二章 BL-420S生物机能实验系统使用介绍 .... (28)
  一、系统组成 .... (28)
  二、系统的启动与退出 .... (30)
  三、图形界面与系统状态 .... (31)
  四、生物信号波形显示窗口 .... (32)
  五、软件菜单操作及设置 .... (37)

第三章 各论 .... (60)
  一、神经和肌肉 .... (60)
    实验1 坐骨神经腓肠肌标本及坐骨神经干标本的制备 .... (60)
    实验2 阈刺激、阈上刺激和最大刺激 .... (63)
    实验3 神经干动作电位观察 .... (64)
    实验4 神经干兴奋性不应期的测定 .... (67)
    实验5 神经干兴奋传导速度的测定 .... (69)
    实验6 刺激频率与骨骼肌收缩形式的关系 .... (70)
    实验7 肌电图描记 .... (72)
  二、血液 .... (73)
    实验8 血细胞比容的测定 .... (73)
    实验9 红细胞渗透脆性试验 .... (75)
    实验10 红细胞沉降率试验 .... (76)
    实验11 血液凝固 .... (77)
    实验12 出血时间测定 .... (79)
    实验13 凝血时间测定 .... (80)
    实验14 ABO血型鉴定与交叉配血试验 .... (81)
  三、循环 .... (83)
    实验15 蛙心起搏点分析 .... (83)

实验 16　期前收缩与代偿间歇 ………………………………………（ 85 ）
　　实验 17　蛙心电图记录 …………………………………………………（ 87 ）
　　实验 18　蛙心容积导体实验 ……………………………………………（ 88 ）
　　实验 19　蛙肠系膜微循环观察 …………………………………………（ 89 ）
　　实验 20　蛙心灌流 ………………………………………………………（ 90 ）
　　实验 21　蛙心室肌细胞动作电位 ………………………………………（ 92 ）
　　实验 22　心音听诊 ………………………………………………………（ 94 ）
　　实验 23　心率测定 ………………………………………………………（ 95 ）
　　实验 24　人体动脉血压的测定 …………………………………………（ 97 ）
　　实验 25　人体心电图描记 ………………………………………………（ 98 ）
　　实验 26　心血管活动的神经体液调节 …………………………………（100）
　　实验 27　降压神经放电 …………………………………………………（103）
　　实验 28　左心功能的测定 ………………………………………………（105）
　　实验 29　传出神经系统药物对心血管活动的影响 ……………………（107）

四、呼吸 ……………………………………………………………………（109）
　　实验 30　呼吸运动的调节和胸内负压的测定 …………………………（109）
　　实验 31　膈神经放电（膈肌放电）……………………………………（111）

五、消化 ……………………………………………………………………（113）
　　实验 32　消化道平滑肌的生理特性 ……………………………………（113）
　　实验 33　胃肠运动的观察 ………………………………………………（115）
　　实验 34　胆汁分泌的调节 ………………………………………………（116）

六、泌尿 ……………………………………………………………………（118）
　　实验 35　尿生成的影响因素 ……………………………………………（118）

七、神经 ……………………………………………………………………（120）
　　实验 36　反射弧的分析 …………………………………………………（120）
　　实验 37　脊髓反射 ………………………………………………………（121）
　　实验 38　大脑皮层运动区功能定位 ……………………………………（122）
　　实验 39　去大脑僵直 ……………………………………………………（124）
　　实验 40　大脑皮层诱发电位 ……………………………………………（125）
　　实验 41　破坏小脑动物的观察 …………………………………………（127）

八、感觉器官 ………………………………………………………………（128）
　　实验 42　视敏度测定 ……………………………………………………（128）
　　实验 43　色盲检查 ………………………………………………………（129）
　　实验 44　视野测定 ………………………………………………………（129）
　　实验 45　盲点测定 ………………………………………………………（130）
　　实验 46　视网膜电图的描记 ……………………………………………（131）

实验47　瞳孔调节反射和瞳孔对光反射 …………………………………（132）
　　　实验48　声音的传导途径 …………………………………………………（133）
　　　实验49　耳蜗微音器电位 …………………………………………………（134）
　　　实验50　破坏动物一侧迷路的效应 ………………………………………（136）
　九、综合性实验 …………………………………………………………………（137）
　　　实验51　失血性休克的抢救 ………………………………………………（137）
　　　实验52　有机磷农药中毒及解救 …………………………………………（139）
　　　实验53　预处理对大鼠心肌缺血—再灌注损伤的影响 …………………（141）

第四章　实验设计 …………………………………………………………………（143）
　一、选题 …………………………………………………………………………（143）
　二、实验设计的主要内容 ………………………………………………………（144）
　三、实验设计的注意事项 ………………………………………………………（145）
　四、实验中应注意的问题 ………………………………………………………（146）
　五、撰写实验报告应注意的问题 ………………………………………………（146）

第五章　习题与参考答案 …………………………………………………………（147）
　一、总论 …………………………………………………………………………（147）
　二、BL-420S生物机能实验系统 ………………………………………………（155）
　三、神经和肌肉 …………………………………………………………………（160）
　四、血液 …………………………………………………………………………（167）
　五、循环 …………………………………………………………………………（172）
　六、呼吸 …………………………………………………………………………（182）
　七、消化 …………………………………………………………………………（185）
　八、泌尿 …………………………………………………………………………（189）
　九、神经 …………………………………………………………………………（194）
　十、感觉器官 ……………………………………………………………………（197）
　十一、综合性实验 ………………………………………………………………（201）

参考文献 ……………………………………………………………………………（205）

第一章 总 论

一、绪 言

(一) 开设生理学实验课的目的和要求

生理学是研究正常人体生命活动规律的基础医学学科。生理学由于引进动物实验研究方法，才成为现代意义上的科学。因此，在一定意义上，它既是理论性的学科，也是实验性的学科。我们在学习医学基础理论时，都必然会关心理论来源的依据、实验方法以及结果的可靠程度。

开设实验课的目的，不仅在于通过它加深学生对医学基础理论知识的理解和掌握，初步掌握基础医学实验的基本操作技术，增强动手实践的能力，更重要的还在于培养学生的创新意识、科学的思维方法，独立思考、不唯书、只唯实的科学精神，以及团结协作、共同完成工作任务的团队精神。

为了达到以上目的，要求学生在实验课的学习中，注意做到以下几点。

(1) 实验前认真阅读实验指导，做到对本次实验的目的、要求、实验步骤和操作方法心中有数。

(2) 认真听取指导教师的讲解并仔细观摩示范操作，特别注意教师强调的关键步骤和注意事项。实验操作中应做到一丝不苟，因为任何疏忽都可能导致实验失败。

(3) 仔细、耐心地观察实验结果，如实进行记录。

(4) 爱护实验动物和器材。对贵重仪器，一定要熟悉仪器性能和操作方法后才使用。不要在动物身上任意切割。注意节约实验药品和材料。

(5) 实验组成员应进行合理而明确的分工，轮流承担手术操作和仪器调试工作，以保证按时圆满地完成实验课的学习任务。

(6) 实验结束后应清理、洗净、擦干所用手术器械。如有损坏或丢失，应立即报告指导教师。妥善处理动物和标本。

(7) 整理实验记录，认真撰写实验报告。

(二) 实验结果的记录和处理

1. 实验结果的记录

实验时要仔细观察，并及时地记录有关实验数据。如实验时间，刺激的种类、强度，药品名称、剂量，给药方法，动物（或标本）对刺激发生反应时的表现、特征、强度及持续时间等。实验记录应是实验结果的客观反映，记录时应做到具体、清楚、客观、完整。能在生物信号记录分析系统所示曲线中加上标记的，应尽量加上标记。与标记有关的其他参数,则须另行记录。

记录实验结果一定要有对照。前后对照时不要改变扫描速度和增益。要等前一项实验引起的效应基本恢复正常后才可进行下一项实验。实验结果应是实验过程中的真实记录,不能按主观想象进行描述,或在实验后再根据回忆追记。

2. 实验结果的处理

从实验中得到的有关数据等,属于原始资料。为研究生命机能现象变化的规律,需对大量的实验原始资料进行整理和分析。凡属能定量的观察指标,如电压高低、张力大小、血压水平、尿量,应标出具体数值。有曲线记录的实验,应在曲线上标明单位、刺激信号、强度和扫描速度等。需附结果图时,应使用原始记录。为了便于比较、分析,实验结果还常用表格来表示。一般将观察的项目列在表格的左侧,右侧表示实验结果,由上至下逐项填入,从而能对整个实验结果有一个完整的了解。有些结果还要进行统计学处理,绘制成统计表或图形来进行表达。

(三) 实验报告的撰写要求

作为学术论文的一种,实验报告的结构应包括文题、署名、摘要、关键词、引言、材料、方法、结果、结论、讨论、参考文献、致谢等部分,但对于学生实验报告,并不要求完整地具有上述部分,一般只要具有以下部分:

(1)【实验题目】。

(2)【实验日期及当日室温】。

(3)【实验者姓名、所在班级及学号】。

(4)【实验目的】。

(5)【实验原理】。

(6)【实验对象(动物)】。

(7)【器材和药品】。

(8)【操作步骤】。

(9)【观察项目和实验结果】 一般可列表登记,以使结果更加直观、醒目,格式如下:

实验观察项目	实验观察结果	备注
1.……		
2.……		
3.……		
……		

(10)【讨论】 学生实验报告中的讨论应是重点内容。虽然我们目前开设的生理学实验项目大都是一些经典性的验证性实验,我们仍必须利用已知的理论知识对结果进行针对性的分析和讨论。由于实验中环境条件、动物个体、药物剂量等等

的差异，经常可能出现各种误差及非预期性的结果，这时就应客观地分析其产生的原因，尽可能提出个人有价值的见解，也许这其中就会出现一些有价值的新发现和新见解。

（11）【结论】 是对实验结果进行符合逻辑的理论分析，从而推导得出的一般性规律的推断，不要再具体罗列结果，而应是一种概括性、原则性、理论性的简明总结，应当准确、完整而有条理。但有的实验结果不能明确地推导出某种理论性的结论，也可以不写结论。

学生撰写实验报告，是通过实验资料的整理、分析、讨论，对实验结果进行正确的分析和解释，从而有利于联系实际巩固理论知识，并增强应用理论知识解决实际问题的能力。学生通过撰写实验报告，初步了解学术论文的基本结构和绘图、制表的方法，为以后撰写学术论文打下一定的基础。撰写实验报告时要强调学生独立思考和进行创造性的理论思维训练，切忌互相抄袭和盲目引用书本既定结论。

（四）实验室守则

除了认真执行全校性的《学生实验室工作守则》之外，尤其强调以下五条。

(1) 遵守学习纪律，不迟到早退，不无故缺席。有事需向教师请假。

(2) 保持实验室安静。不得进行与实验无关的活动。

(3) 实验前须认真预习实验指导和相关理论知识。

(4) 各组仪器、器材不得擅自调换。仪器出现故障，应立即报告，不得自行拆修。注意节约各种实验器材和药品。

(5) 实验完毕，应将实验器材、用品、手术器械清理、洗净、擦干。动物尸体和废弃物放到指定地点。做好实验室清洁卫生，门窗、水电安全检查。

二、生理学实验常用器械的使用方法

（一）手术器械

常用手术器械见图 1-1。

1. 手术刀

手术刀用于切开皮肤或脏器。常用的持刀方法有四种：执弓式、握持式、执笔式和反挑式（图 1-2）。前两种用于切开较长或需用力较大的切口；后者用于较小切口，如切开血管、神经等组织。手术刀片可以更换，包括安装刀片和取刀片过程（图 1-3）。

2. 剪刀

剪刀包括粗剪和手术剪。手术剪包括线剪、组织剪、眼科剪。剪毛和动物皮肤使用粗剪刀，剪皮下组织、肌肉用组织剪，剪线用直剪，剪深部组织用弯剪，剪小血管和神经用眼科剪（图 1-4）。

3. 镊子

手术镊分有齿和无齿两种。有齿镊用于较坚韧的组织，如皮肤和肌腱；无齿镊用于较脆弱的组织，如血管、神经、脏器等；小血管和神经用眼科镊（图1-5）。

图1-1 生理学实验常用手术器械

图1-2 手术刀执刀手法

安刀片　　　　　　　　取刀片

图 1-3　更换刀片法

图 1-4　手术剪执剪姿势　　　　　图 1-5　执镊姿势

4. 止血钳

止血钳用于钳夹出血点以止血，或用于分离组织。止血钳有各种大小，直、弯型号，蚊式止血钳适于分离小血管及小神经周围组织。

5. 皮肤钳

皮肤钳其尖端较宽，有齿，可用于牵拉皮肤、骨骼等组织。

6. 咬骨钳

咬骨钳在打开颅腔、骨髓腔时咬切骨质，可根据动物大小选用相应型号。使用时，头稍仰起，以保护骨下组织。切勿撕拉、拧扭，以防撕裂骨膜、损伤骨内组织。

7. 颅骨钻

颅骨钻用于开颅打孔。使用时应右手握钻，左手固定头骨，钻头应与骨面垂直，顺时针方向旋转，到内骨板时要小心慢转，防止穿透骨板而损伤脑组织。

8. 动脉夹

动脉夹用于暂时阻断动脉血流。用时须检查其弹性是否良好，并先用生理盐水湿润。

9. 气管插管

急性动物实验时插入气管，以保证呼吸道通畅。连接压力换能器可记录气道内压力。

10. 血管插管

把细硅胶管的一端剪成斜面可作血管插管用。动脉插管一般用以连接压力换能器以记录血压信号,静脉插管便于实验中静脉注射各种药物。通过动、静脉插管,也可进行器官灌流实验。

11. 金属探针

金属探针用于破坏蛙脑和脊髓。

12. 玻璃分针

玻璃分针用于分离神经和血管等组织。

13. 锌铜弓

锌铜弓用于刺激神经肌肉标本,检查其兴奋性。锌铜弓是一种简便的电刺激器,其原理为锌、铜的活泼性不同,当它们同时与湿润组织接触时,锌失去电子成为正极,铜获得电子成为负极,电流从锌→活体组织→铜的方向流动。这是一种简便的刺激器具。

14. 蛙板

蛙板为 15cm×20cm 的软质木板,板中央放置一玻璃片。制备蛙类标本时应在清洁的玻璃板上操作。木板用于蛙的固定,可用图钉或大头针将蛙腿钉在木板上。

15. 蛙心插管

蛙心插管用于蛙心灌流。

(二) 电极

在生理学实验中,用电脉冲刺激组织或从组织中引导生物电活动均离不开电极。

1. 刺激电极

(1) 普通电极:将两条银丝装嵌在有机玻璃或电木的框套内,银丝上端与引线连接,再进入生物信号记录系统。

(2) 保护电极:将银丝包埋在绝缘框套中,下端挖一空槽,使银丝裸露少许。其他构造与普通电极相同。这种电极用于刺激在体神经干,以保护周围组织免受刺激(图 1-6)。

图 1-6 保护电极

使用刺激电极时,必须先检查是否有电刺激输出。常用的方法是用刺激电极刺激一小块新鲜肌肉,观察有无收缩反应。刺激电极周围不应有很多的组织液或生理盐溶液,避免电极短路,或电流经电解质溶液传导而刺激其他组织。

2. 引导电极

(1) 普通电极:通常用银丝制作,常用于记录神经干动作电位、骨骼肌肌电等。

（2）玻璃微电极：是用硬质玻璃管拉制成的尖端很细的引导电极。玻璃管充灌有 3mol/L 的 KCl 溶液，常用于记录心肌细胞内的生物电活动和记录神经系统核团放电等。

（三）换能器（传感器）

换能器是将非电变量的观察指标的变化转化成电变量的装置。生理学实验中，有很多生理指标是非电变量的，如肌肉收缩、血压的变化、心脏的搏动、尿量的多少、体温的高低等。为便于记录和分析以上各种参数，需要用换能器将它们转变成电变化。换能器种类很多，如压力换能器、张力换能器、心音换能器、脉搏换能器、呼吸换能器等。常用的是压力换能器和张力换能器。

1. 压力换能器

该类换能器主要用于测量血压、胃肠道内压、呼吸道内压等。压力换能器有一定的测量范围，应根据测量要求选择一定测压范围的换能器（图1-7）。

图1-7 压力换能器

换能器的工作原理是内部有一套平衡电桥。该电桥的一部分由敏感元件（应变电阻元件）构成，它可把压力变化转变成电阻值的变化。当外界无压力时，电桥平衡，换能器输出为零。当外界压力作用于换能器时，敏感元件的电阻值发生改变，引起电桥失衡，即有电流输出。其电流的大小与外加压力的大小呈线性相关。

使用压力换能器记录血压时，要将换能器的两个侧管分别连接三通管和测压插管。从三通管的一个侧管注入抗凝液体，排出换能器内的气泡。将换能器与大气相通以确定零压力基线。然后将换能器充满抗凝液体的测压插管（通常是塑料或硅胶管）插进血管，即可进行血压测量。

测量血压时，压力换能器应放置在与心脏水平的位置，根据测定的血压水平范围选用适合的压力换能器。使用过程中严禁在换能器管道处于闭合时，用注射器向换能器内加压，用完后应及时清除换能器内的液体或血液，并用蒸馏水洗净晾干。

2. 张力换能器

张力换能器的工作原理和压力换能器类似，张力换能器的应变电阻元件是粘贴在应变梁上，当外力作用于应变梁时，应变梁变形，应变元件电阻值改变，电桥失衡，换能器可将张力信号转换成电信号。张力换能器主要用于记录骨骼肌的收缩、心肌的收缩、小肠平滑肌的收缩等。使用时肌肉的一端固定，另一端用丝线与换能器的受力片相连，尽量使受力方向与肌肉运动方向一致（即丝线与应变梁呈垂直方向），连接的松紧度以丝线拉直为宜。张力换能器也有一定的张力承受范围，根据所测张力的大小选择合适的张力换能器，以避免对换能器桥臂的过分牵拉损坏换能器。实验时勿使液体流入换能器内部，调整实验装置时防止碰撞换能器（图1-8）。

图1-8 张力换能器

(四) 刺激隔离器

生理学实验中,当对实验动物进行电刺激而又需要同时记录生物电时,由于刺激器输出和放大器输入具有公共接地线,而生物体又是一个良好的容积导体,于是一部分刺激电流容易经过机体流入放大器的输入端,便记录到一个刺激电流产生的波形,叫做刺激伪迹,它严重地干扰了生物电的记录。刺激隔离器的作用就是使刺激电流两个输出端与地隔离,切断了刺激电流从公共地线返回的可能,使刺激电流更局限在刺激电极的周围,伪迹即可减小。

(五) 记滴器

记滴器是记录液体流出滴数的装置,常用于记录腺体的分泌量和尿的生成量等。记滴器的原理是当液滴通过两个金属丝时使其短路,电路连通,此时在生物信号记录系统中就会出现一标记。

(六) 检压计

检压计有水银检压计和水检压计两种,由U形玻璃管固定在有刻度的木板上构成,工作原理是相同的。将U型管的一侧与需测压的器官相连通,另一侧管暴露在大气中,当器官内压力发生变化时,液面将随压力变化而变化。水银检压计常用于记录较高的压力变化,例如动脉血压的测定(图1-9)。水检压计常用作记录较低的压力变化,例如静脉压、胸内压等(图1-10)。

图1-9 水银检压计

图1-10 水检压计

(七) 神经屏蔽盒

神经屏蔽盒是一个有机玻璃小盒或铝盒,里面有一长形支架,分布有一对刺激电极柱和几对引导电极柱以及接地电极柱,主要用于神经干动作电位的记录。盒外有一金属板或铜网罩,防止外来电信号对生物电发生干扰(图1-11)。

图1-11 神经屏蔽盒

(八) 肌动器

肌动器用于固定和刺激蛙类神经肌肉标本,常用的有平板式和槽式(图1-12、图1-13)。有一固定标本的孔以便插入股骨,有固定螺丝和刺激电极。

图1-12 平板式肌动器　　　　图1-13 槽式肌动器

(九) 万能支架

实验时用于固定标本、引导电极和换能器,是一种多关节、高低位置可调、横臂方向可变的支架,配合双凹夹和金属杠杆可有广泛的用途。

三、生理学实验常用溶液及其配制方法

(一) 常用生理盐溶液

常用生理盐溶液是指在渗透压、酸碱度、各种离子成分等都和动物细胞外液相类似的盐溶液(表1-1)。

实际配制方法是将各种成分分别配制成一定浓度的基础溶液,然后按下表所列位置混合而成(表1-2)。

表 1-1 常用生理盐溶液（Ⅰ）

药品名称	生理盐水		任氏溶液(Ringer's)	乐氏溶液(Locke's)	台氏溶液(Tyrode's)
	两栖类	哺乳类	用于两栖类	用于哺乳类	用于哺乳类小肠
氯化钠（NaCl）	6.5g	9.0g	6.5g	9.0g	8.0g
氯化钾（KCl）	—	—	0.14g	0.42g	0.2g
氯化钙（CaCl$_2$）	—	—	0.12g	0.24g	0.2g
碳酸氢钠（NaHCO$_3$）	—	—	0.2g	0.1~0.3g	1.0g
磷酸二氢钠（NaH$_2$PO$_4$）	—	—	0.01g	—	0.05g
氯化镁（MgCl$_2$）					0.1g
葡萄糖	—	—	2.0g	1.0~2.5g	1.0g
加蒸馏水至	1000ml	1000ml	1000ml	1000ml	1000ml

表 1-2 常用生理盐溶液（Ⅱ）

成分	浓度（%）	任氏溶液	乐氏溶液	台氏溶液
氯化钠（NaCl）	20	32.5ml	45.6ml	40.0ml
氯化钾（KCl）	10	1.4ml	4.2ml	2.0ml
氯化钙（CaCl$_2$）	10	1.2ml	2.4ml	2.0ml
碳酸氢钠（NaHCO$_3$）	5	4.0ml	2.0ml	20ml
磷酸二氢钠（NaH$_2$PO$_4$）	1	1.0ml	—	5.0ml
氯化镁（MgCl$_2$）	5	—	—	2.0ml
葡萄糖		2.0ml（可不加）	1.0~2.5ml	1.0ml
加蒸馏水至		1000ml	1000ml	1000ml

注意：氯化钙（CaCl$_2$）溶液须在其他基础溶液混合并加蒸馏水稀释之后，再一边搅拌一边逐滴加入，否则易生成钙盐沉淀。葡萄糖应在临用时加入，因加入葡萄糖的溶液不能久置。

（二）常用抗凝剂

1. 草酸钾

草酸钾用于血液样品检验时的抗凝。可配制成10%水溶液。每毫升血需加1~2mg的草酸钾，一般每试管加0.1ml，可使5~10ml血不凝。用时使其均匀分散于管壁，在温度≤80℃的烘箱内烘干备用。

2. 草酸盐合剂

配方：草酸铵　　　　1.2g
　　　草酸钾　　　　0.8g
　　　福尔马林　　　1.0ml
　　　蒸馏水加至　　100ml

配成 2% 溶液，每毫升血加草酸盐 2mg（相当于草酸铵 1.2mg，草酸钾 0.8mg）。用前根据取血量将计算好的量加入玻璃容器内烤干备用。如取 0.5ml 于试管中，烘干后每管可使 5ml 血不凝固。此抗凝剂量适用于做红细胞比容测定，能使血凝过程中所必需的钙离子沉淀达到抗凝的目的。

3. 枸橼酸钠

枸橼酸钠常配成 3%～5% 水溶液，也可直接用粉剂。每毫升血加 3～5mg，即可达到抗凝的目的。

枸橼酸钠可使钙失去活性，故能防止血凝。但其抗凝作用较差、碱性较强，不适合做化学检验，可用于红细胞沉降速度测定。急性血压实验中所用的枸橼酸钠为 5%～7% 溶液。

4. 肝素

肝素（heparin）的抗凝血作用很强，常用来作为全身抗凝剂，特别是在进行微循环方面动物实验时肝素应用更有重要意义。用于试管内抗凝时，一般可配成 1% 肝素生理盐溶液，取 0.1ml 加入试管内，加热 100℃ 烘干，每管能使 5～10ml 血液不凝固。用于动物全身抗凝血时，一般剂量为：

大白鼠：2.5mg/（0.2～0.3）kg

兔：10mg/kg

狗：5～10mg/kg

如果肝素的纯度不高，所用的剂量应增大 2～3 倍。

（三）常用麻醉剂

1. 氨基甲酸乙酯

氨基甲酸乙酯（乌拉坦 urethane）为无色无味的结晶粉末，易溶于水，常配成 20% 或 25% 的溶液，多采用静脉注射或腹腔注射，剂量见表 1-3。该药价格低廉，使用方便，一次给药可维持 4～6h 麻醉。麻醉过程平稳，对循环、呼吸功能影响较小。动物苏醒慢，偶有麻醉意外。长期使用易诱发兔及猫的肿瘤，因此适用于急性动物实验。

2. 巴比妥类

（1）硫喷妥钠（sodium thiopental）：为浅黄色粉末，水溶液不稳定，需临时配制，常配成 2.5%～5.0% 的溶液静脉注射，不宜做皮下和肌内注射。静脉注射作用迅速，但维持时间短，仅 0.5～1h。若需维持较长时间，需多次注射。

（2）戊巴比妥钠（sodium pentobarbital）：为最常用的麻醉药，适用于大多数动物，为白色粉末，常配成 3% 的水溶液，多由静脉或腹腔注射。如在实验中动物醒来或未达麻醉效果，可由静脉或腹腔补注原剂量的 1/5。动物麻醉后体温下降，应注意保温。

3. 氯醛糖

氯醛糖（chloralose）为白色结晶粉末，临用前配制。由于其溶解度小，在配制时需适当加温溶解，但温度不宜过高，以免降低药效，而且应放凉后（40℃以下）才能注射，常配成1%溶液使用。本药在深麻醉期还能保留许多生理反射，故较常用于神经系统的急性实验。单用氯醛糖时若达不到所需麻醉深度，可配合局部麻醉或给予少量止痛药。实验中常用氯醛糖和乌拉坦的混合液，即取氯醛糖1g、乌拉坦1g，分别用少量生理盐水溶解后混合在一起，再加入生理盐水100ml。用量按氯醛糖标准。

4. 乙醚

乙醚（ether）是一种呼吸性麻醉药物，无色，有强烈的刺激性气味，易燃易爆，挥发性强，开瓶后在光和空气作用下，乙醚可生成乙醛及过氧化物而具有强烈的毒性，故开瓶后不能久置，超过24h不宜再用。乙醚可用于各种动物，尤其适用于狗、猫、兔、鼠等短时间的手术操作或实验。可用面罩进行开放式吸入麻醉。吸入后10~20min开始生效。注意不同动物所需剂量不同，乙醚麻醉初期动物会出现较强的兴奋表现，由于其刺激性可使呼吸道黏膜产生大量分泌物，引起呼吸道阻塞，最好在麻醉前注射阿托品0.1~0.3mg/kg。乙醚的优点是安全、苏醒快，麻醉深度和用药量容易掌握。

以上药物使用剂量及方法可参考表1-3。

表1-3 常用动物麻醉药物剂量及使用方法

麻醉药	动物	给药途径	浓度	剂量	持续时间	其他
氨基甲酸乙酯	兔、猫	静脉	25%	1000mg/kg	2~4h	对器官功能影响较小
		腹腔	25%	1000mg/kg		
	鼠	腹腔	25%	1000mg/kg		
	蛙	皮下囊	25%	2000mg/kg		
戊巴比妥钠	兔	静脉	3%	30mg/kg	2~4h	麻醉平稳
	狗、猫	腹腔	3%	35mg/kg		
	鼠	腹腔	3%	40mg/kg		
硫喷妥钠	狗、猫	静脉	2.5%~5%	15~25mg/kg	0.5~1.5h	溶液不稳定，用时现配。注射速度要慢，不宜做皮下及肌内注射
	兔	静脉	2.5%~5%	10~20mg/kg		
氯醛糖	狗、兔	静脉	1%	70mg/kg	3~4h	对呼吸和血管运动中枢影响较小
		腹腔	1%	100mg/kg		
	猫	腹腔	1%	100mg/kg		

（四）常用消毒液

常用消毒液的用途和配制方法见表1-4。

表1-4 常用消毒药品的配制方法及用途

名称	常用浓度及配制方法	用途
碘酒	碘化钾3.0~3.5g溶于100ml 75%酒精	皮肤消毒，待干后用75%酒精擦去
高锰酸钾液	高锰酸钾10g溶于100ml蒸馏水	皮肤洗涤消毒
硼酸消毒液	硼酸2g溶于100ml蒸馏水	冲洗眼结膜、口腔、鼻腔、直肠
乳酸	4~8ml乳酸用于100m^{2}房间	实验室蒸气消毒
福尔马林	40%甲醛溶液	实验室蒸气消毒
	10%甲醛溶液	器械消毒
漂白粉	10%	消毒动物的排泄物、分泌物、严重污染区域
	0.5%	实验室喷雾消毒
石炭酸	5%	器械消毒、实验室消毒
	1%	手术部位皮肤洗涤、洗手
新洁尔灭	0.1%	洗手、消毒手术器械
碘伏	10%	皮肤消毒

（五）常用洗涤液

常用洗涤液的用途和配制方法见表1-5。

表1-5 常用洗涤液的配制方法及用途

名称	常用浓度		用途
盐酸酒精洗液	含1%~2%浓盐酸的酒精溶液		洗涤有染色物质附着的器皿
碱性酒精液	含10%氢氧化钾（钠）的酒精溶液		洗涤污物
草酸盐洗液	5%草酸钾（钠）的水溶液		洗涤高锰酸钾污迹
氨水溶液	10%氨水溶液		洗涤血迹
乙二胺四醋酸二钠（EDTA）	5%~10%水溶液		洗涤玻璃器皿上的白色沉淀物
重铬酸钾硫酸洗液（洗洁液或洗液）	稀洗液	重铬酸钾 10g 浓硫酸 200ml 水 100ml	洗涤血、尿、油脂等
	浓洗液	重铬酸钾 20g 浓硫酸 350ml 水 40ml	

注意：稀洗液配制时先将重铬酸钾配成10%水溶液，可加热帮助溶解，再将浓

硫酸缓缓沿边加入上述溶液中，同时用玻璃棒不断搅拌，勿使硫酸外溢。切记不能把水加入硫酸。

四、生理学实验常用气体及其制取

（一）CO_2 的制取

稀盐酸与碳酸钙作用便生成 CO_2。

$2HCl + CaCO_3 \rightarrow CO_2\uparrow + H_2O + CaCl_2$

用气体发生器可以得到 CO_2，将产生的 CO_2 贮于胶皮球囊中备用。

（二）CO 的制取

加热浓硫酸与甲酸（或蚁酸）作用便可以产生 CO。CO 有毒，空气中含有 0.5% 即足以使人感到头痛，更多时便可致命，故必须特别注意，一般宜在室外制取。

（三）O_2 的制取

用氯酸钾（$KClO_3$）与二氧化锰（MnO_2）作用便可产生氧气。用 4 份 $KClO_3$ 与 1 份 MnO_2 相混于烧瓶中，略加热便有氧气逸出，收集入气囊中备用。

（四）Cl_2 的制取

将浓盐酸加重铬酸钾加热即可产生氯气，置于球胆内备用。

五、生理学动物实验的基本操作技术

（一）实验动物的选择

如表 1-6，实验动物的选择依据主要是实验内容和要求，及实验所要达到的目的，一般应遵循如下一些原则。

（1）所要观察的功能特性与人类的功能要有相似性。例如两栖类动物（蛙）与人类的心肌细胞都有自律性，故观察心肌细胞的自动去极化过程可以选用蛙，但蛙的皮肤有呼吸功能而人的却没有，所以不能以蛙的皮肤呼吸功能类比人的皮肤功能。

（2）动物的种属及其生物特性，适合复制稳定可靠的某种模型，用来观察相应的生理学指标，例如哺乳动物已经有发育完善的心脏，和人相似有完全分隔的左心和右心，所以可用来进行循环系统功能的研究。但兔作为草食动物，其消化系统功能与人差异较大，消化液中的酶的种类和数量均不同，呕吐反射也不发达，就不适宜做消化系统功能的研究。

（3）经济易得。只要能达到实验目的，应尽量选择价格较低，容易获得的动物。此外，还要注意制作模型的方法简便、可靠、需要时间较短，例如灌服四氯化碳制作急性肝损伤模型可选择小鼠。

（4）选取健康的动物。健康的温血动物表现活泼，反应灵活，毛有光泽，两眼明亮，眼鼻无分泌物，食欲良好；健康的蟾蜍和蛙皮肤湿润，喜爱活动；进行能量代谢方面的实验还要求动物的年龄必须统一；慢性实验还应选择年轻健壮的动物。若性别对研究有影响时，例如研究与性激素分泌功能有关的项目，应选择同一性别的动物。如妊娠对实验有影响，应选择无孕的动物。若性别对研究无影响，应选择雌雄动物各半。科研实验对动物的品系和纯度要求比较严格，教学实验一般不作严格要求。

此外，据有关文献报告，同一药物对不同动物的同一器官效应可能不同甚至相反，例如吗啡对人、猴、犬、兔的中枢神经系统产生抑制效应，而对小鼠、猫、虎的中枢神经系统产生兴奋效应。

表1-6 生理学实验常用动物选择举例

动物	常用系统（疾病）	实验项目举例	选择理由	优缺点
猴	中枢神经系统	针麻原理研究	灵长类动物与人相似性好	价格昂贵
犬	循环系统	血压调节	循环系统结构与人近似	易获得
	消化系统	观察消化腺分泌	易建立条件反射	
兔	循环系统	减压神经放电	主动脉神经在颈部自成一束	操作方便
猫	消化系统	止吐药物效应	呕吐反射灵敏	不易操作
豚鼠	听觉	观察微音器效应	耳蜗发达，乳突骨质薄	操作方便
大鼠	循环系统	血流动力学	心脏耐受性好，心血管反应灵敏	价格适中
	内分泌系统	应激反应	垂体-肾上腺皮质系统灵敏	
	消化系统	胆汁分泌	无胆囊	胆汁计量准确
	神经系统	止痛药物效应	疼痛表现易于观察	
小鼠	感染性疾病	抗感染药物效应	对多种疾病易感	品种最多，价格低
	肿瘤	抗肿瘤药物效应	易制作肿瘤模型	
鸽	消化系统	止吐药物效应	呕吐反射灵敏	易操作
蛙	神经系统	神经细胞生物电	离体标本存活时间长	价格低
		刺激频率与收缩形式的关系		
	循环系统	心肌细胞生物电		
		体液因素对心肌收缩的影响		
小香猪	与犬类似	与犬类似	与犬类似	价格较贵

（二）常用动物的捕捉方法

1. 蛙

用左手无名指和中指夹前肢，使蛙趴在左手掌中，用拇指轻压脊柱，食指轻压蛙鼻，使头与脊柱在颈部成一角度，交角的菱形窝中为枕骨大孔的进针处，以便插入金属探针，破坏脑和脊髓，也可进行蛙背部皮下淋巴囊注射。

2. 小鼠

右手提尾使小鼠趴在鼠笼上，稍提起尾部使后肢悬空，左手拇、食指捏住耳和颈后部皮肤，右手将鼠尾递到左手，让左手无名指和小拇指夹住即可（图1-14）。

图1-14 小鼠的捉拿固定

3. 大鼠

大白鼠较凶猛，为防止鼠咬，可采用捉小鼠的方法，但应戴上棉手套，或用布盖住大鼠再捉。

4. 豚鼠

豚鼠性情温顺，用左手抓住颈、背部皮肤拿起即可。

5. 兔

右手抓住颈后部皮肤，左手托住臀部，使其成坐位姿势（图1-15）。

图1-15 家兔捉持法

6. 猫

捉猫时应戴手套，防止被抓伤。可先将猫赶入特制的玻璃容器中，用乙醚将其麻醉。或将猫诱入一已称重的口袋，扎紧袋口，称重后隔着口袋进行腹腔注射麻醉。

7. 狗

用长柄狗头钳夹持其颈部，并按压在地，向后牵拉后肢后，可进行后肢小腿外侧的小隐静脉注射麻醉，或前肢头静脉注射麻醉。

(三) 常用实验动物给药法

1. 经口给药法

此法有口服与灌胃两种方法，适用于小鼠、大鼠、豚鼠、兔、犬等动物。口服法可将药物放入饲料或溶于饮水中让动物自由摄取。若为保证剂量准确，须应用灌胃法。

(1) 小鼠：以左手捉持小鼠，使腹部朝上，右手持灌胃器（用 1~2ml 注射器上连接针尖磨钝的注射器针头制成），灌胃管的长度为 4~5cm，直径为 1mm。先从小鼠口角插入口腔内，然后沿着上腭壁轻轻插入食管，稍感有阻力时（大约灌胃管插入 1/2），相当于食管通过膈肌的部位。此时，即可推动注射器，进行灌胃（图 1-16）。若注射器推动困难，应重插。若误插入气管给药，可使小鼠死亡（将灌胃管一端置于一杯清水中，若无气泡冒出，说明灌胃管没有插入气管）。注药后轻轻拔出灌胃管，一次投药量为 0.01~0.03ml/g。

图 1-16 小鼠的捉持法和灌胃法示意

(2) 大鼠：用左手以捉持法握住大鼠（若两人合作时，助手用右手抓住后肢和尾巴）。其灌胃方法与小鼠相类似，采用安装在 5~10ml 注射器上的金属灌胃管（长度为 6~8cm，直径为 1.2mm，尖端为球状的金属灌胃管）。一次投药量为 0.01~0.02ml/g。

(3) 豚鼠：

①口服（适用于固体剂型药物）：把豚鼠放在金属网上，以左手掌从背部握住

豚鼠的头颈部而固定之，以拇指和食指压迫其口角部使口张开。用镊子夹住药物，放进豚鼠舌根部的凹处，使其迅速闭口而咽下。当证实药物被咽下后即可放开豚鼠。

②灌胃（适用于液体剂型药物）：助手以左手从豚鼠的背部把后腿伸开，并把腰部和后腿一起固定，用左手的拇指和食指捏住两前腿固定之。实验者以右手所持的豚鼠用灌胃管沿动物上腭壁滑行插入食管，进而插入胃给药（或应用木或竹制开口器，把导尿管或直径为1mm的尼龙管通过开口器中央的孔插入胃内给药）。

上述两种方法皆需稍回抽一下注射器的内栓，证实注射器内无空气时，再慢慢注入药液。最后注入0.9%氯化钠注射液1~2ml，冲尽管内药液，保证剂量的准确。

（4）猫：

①口服（适用于固体剂型药物）：将猫固定，扒开上下腭的齿列，启开猫嘴，用镊子夹住药物放在舌根部，迅速封合上下腭，即可咽下药物。特别驯服的猫，轻轻固定全身，将头部向上方拉，张开口，用镊子将药物放到舌根部即可。凶暴的猫必须用固定袋固定后给药。无臭味的能溶于水的药物也可混入饲料中，任其自己摄入（若为保证剂量准确，须应用灌胃法）。

②灌胃（适用于液体剂型药物）：把导尿管或直径为1mm的尼龙管从鼻腔或口腔插入食管内给药。

（5）兔：固体剂型药物的口服法与豚鼠基本相同。液体剂型药物灌胃法需两人合作（图1-17）。一人坐好，两腿将兔身夹住，右手抓住双耳，固定头部，左手抓住双前肢。另一人用木或竹制开口器压下舌，以导尿管经开口器中央小孔慢慢沿上腭壁插入食管16~20cm。将导尿管一端置于一杯清水中，若无气泡冒出，说明导尿管没有插入气管。这时即可用注射器抽取需要量药液从导尿管灌入兔胃。然后用3~5ml清水冲洗导尿管后，抽出导尿管，取出开口器。

图1-17 兔的灌胃法

(6) 犬：

①口服（适用于固定剂型药物）：其口服给药法与猫相似。但犬较易伤人，应先用铁制犬夹夹住头颈部，以绳拴住嘴。一人以双手抓住犬的双耳，两腿夹住犬身固定。解开栓嘴绳，由另一人用木制开口器将舌压住，用镊子夹住药物从开口器中央孔置于犬的舌根部，迅速取开开口器，使犬吞下药物。给药前若先以水湿润犬的口腔内部，则易吞下药物。

②灌胃（适用于液体剂型药物）：与兔灌胃法相似。

2. 注射给药法

(1) 淋巴囊内注射：蛙及蟾蜍皮下有多个淋巴囊（图1-18），对药物易吸收。一般将药物注射于胸、腹或股淋巴囊。因其皮肤较薄，为避免药物从针眼中漏出，做胸部淋巴囊注射时，针头由口腔底部穿下颌肌层而达胸部皮下淋巴囊（图1-19）；做股部淋巴囊注射时，应从小腿皮肤刺入，通过膝关节而达大腿部皮下。注入药液量一般为0.25～0.5ml。

图1-18 蛙的淋巴囊

1. 颌下淋巴囊 2. 胸囊 3. 腹囊 4. 股囊
5. 胫囊 6. 侧囊 7. 头背囊

图1-19 蛙淋巴囊注射法

(2) 皮下注射：

①小鼠：通常在背部皮下注射（图1-20）。将皮肤拉起，注射针刺入皮下，把针尖轻轻向左右摆动，易摆动表示已刺入皮下，然后注射药物；拔针时，用手指按住针刺部位，以防止药物外漏。注射药量为0.01～0.03ml/g。

②大鼠：以捉持法握住大鼠，于背部或大腿拉起皮肤，将注射针刺入皮下。一次注射药量小于0.01ml/g。

③豚鼠：注射部位可选大腿内侧面、背部、肩部等皮下脂肪少的部位，但通常在大腿内侧面注射。一般需两人合作，一人固定豚鼠，一人进行注射。

图1-20 小鼠皮下注射法

④兔:左手将兔背部皮肤提起,右手持注射器,针尖刺入皮下后松开左手,进行注射。

⑤猫:将臀部皮肤拉起,将注射针刺入皮肤与骨骼肌之间,注入药液。

⑥犬:于犬的颈部或背部将皮肤拉起,注射针刺入皮下进行注射。

(3)皮内注射:先将注射部位剪去被毛,酒精消毒。提起注射部位的皮肤,注射针沿皮肤表浅层刺入,注射药液,这时注射处出现白色小皮丘。大鼠、豚鼠一般选背部或腹部皮内。

(4)肌内注射:兔、猫、犬选择两侧臀部肌。在固定动物后,注射器与骨骼肌成60°角,一次刺入骨骼肌内注射,但应避免将针刺入肌内血管。注射完后轻轻按摩注射部位,以助药物吸收。小鼠、豚鼠因骨骼肌较小,较少采用肌内注射。若系必须,以股部肌较适,用药量不宜过大,特别是小鼠,每侧不宜超过0.1ml。

(5)静脉注射:

①大鼠和小鼠:一般采用尾静脉注射。事先将小鼠和大鼠置于固定的鼠笼内或铁丝罩内,或扣于烧杯内,使尾巴露出,于45~50℃的温水中浸泡或用75%的酒精棉球揩擦,使血管扩张。选择尾巴左右两侧静脉注射。注射时若出现隆起的白色皮丘,说明未注入血管,应重新向尾根部移动,寻找静脉注射。一次注射量小鼠为0.005~0.01ml/g(图1-21),大鼠为0.01~0.02ml/g。

图1-21 小鼠尾静脉注射法

②豚鼠:一般选前肢皮下头静脉注射,后肢小隐静脉注射也可以。接近下部比较容易刺入静脉。注射量一般不超过2ml。

③兔:一般采用耳缘静脉注射。可用酒精棉球涂擦耳部边缘静脉,或用电灯泡

烘烤兔耳使血管扩张。以左手指在兔耳下作垫，右手持注射器，针头经皮下进入血管，一般可见到回血；注射时若无阻力也无皮肤发白、隆起现象，说明针头在血管内。注射完毕，压住针眼，拔去针头，继续压迫数分钟止血（图1-22）。

图1-22　兔耳缘静脉注射

④猫：一般选前肢皮下头静脉注射。注射前先装猫于固定袋或笼内，左手抓住前肢。用酒精消毒后，经前肢的末端将注射器针头刺入静脉。若有回血证实针在静脉内后，即可注射。

⑤犬：可选前肢皮下头静脉或后肢小隐静脉注射。以手或橡皮带把静脉向心端扎紧，使血管充血。用酒精消毒后，针向近心端刺入静脉，有回血即可推注药液（图1-23）。

（6）腹腔注射：

①小鼠：以左手捉持小鼠，使其腹部向上，右手将注射器针头刺入皮肤，其部位是距离下腹部腹白线稍向左或右的位置。向前推进3～5mm，接着使注射器针头与皮肤呈45°刺入腹肌。继续向前刺入，通过腹肌进入腹腔后抵抗消失，这时即可轻轻注入药液。小鼠的一次注射量为0.01～0.02ml/g（图1-24）。

图1-23　犬后肢静脉注射法　　　　图1-24　小鼠腹腔注射法

②大鼠：腹腔注射与小鼠相同。注射量为 0.01~0.02ml/g。

③豚鼠、猫、兔等：豚鼠、猫腹腔注射部位同小鼠。兔在下腹部近腹白线左右两侧注射。

(7) 椎管内注射：

①兔：在腰骶部位剪去毛，用酒精消毒。左手使腰骶部凸出，以增大脊突间隙；右手持注射器，将针头自第一骶骨前面正中轻轻刺入。当刺到椎管时有刺透硬膜感觉，此时兔尾巴随针刺而动，或后肢有跳动，则证明刺入椎管，即可注射。一般一只兔注射药量为 0.5~1.0ml。

②犬：其方法与兔相似。

(四) 常用麻醉给药途径

1. 静脉注射

静脉注射常用于狗和兔的麻醉。狗一般选用前肢皮下头静脉或后肢小隐静脉，兔常选用耳缘静脉。注射前，先将注射部位剪毛、湿润，阻断静脉回流，使血管进一步充盈。注射器针头沿静脉回流方向刺入静脉内。注意，注射部位尽量从远心端开始，以便同一血管可进行多次注射。注射时先将药量的 1/3 快速注入，余下的 2/3 缓慢注射。同时密切观察动物麻醉状态及反应，当动物出现四肢松软，呼吸平稳缓慢，角膜反射迟钝或消失，皮肤疼痛反射消失时为最佳麻醉状态。

2. 腹腔注射

腹腔注射常用于猫和鼠，也用于狗、鸽、蛙等的麻醉。腹腔注射时，将注射器针头在腹正中线旁与皮肤成45°角斜行刺入腹腔，当针头穿过腹肌后感到阻力消失时，说明针头已进入腹腔，轻轻回抽注射器，若无肠内容物、血液、尿液抽出，说明针头未进入内脏，便可缓缓注入麻药，腹腔注射出现麻醉效果较慢。

3. 肌内注射

肌内注射常用于鸟类麻醉，多选用胸肌或腓肠肌。

4. 皮下注射

皮下注射多用于局部麻醉。将动物皮肤提起，将针头刺入皮下，缓缓注入麻醉药。

5. 皮下淋巴囊注射

皮下淋巴囊注射常用于蟾蜍或蛙。注射时先将注射器针头刺入尾骨两侧的肌肉内，再推进针头进入背部皮下淋巴囊内。也可先将针头刺入口腔黏膜，穿过下颌肌层进入胸部的皮下淋巴囊。经肌肉或黏膜再刺入淋巴囊的目的是防止麻醉药经注射穿刺孔外溢。

麻醉过程中，应注意保持动物的呼吸道通畅，注意保温。如麻醉较浅，可补充麻醉药，但一次补药量不能超过总用药量的 1/5。如麻醉过深，应紧急进行人工通气，在人工通气的同时，注射呼吸、循环兴奋剂，如山梗菜碱、尼可刹米、肾上腺素等。

（五）实验动物的急救方法

实验过程中常会出现一些紧急情况，如动物麻醉过量、大失血、较大的创伤、窒息等，使动物出现心跳、呼吸停止等临床死亡症状。此时应积极进行紧急抢救，使实验能继续下去。在进行心脏按压和人工呼吸的同时，应立即进行以下处理：

1. 注射强心剂

肌内或静脉注射0.1%肾上腺素0.5~1ml，必要时直接做心腔注射。注射肾上腺素后心脏开始起搏但不甚有力，可静脉或心腔注射一定量的1% $CaCl_2$。

2. 注射呼吸中枢兴奋剂

当动物呼吸变慢、不规则甚至呼吸停止时，可注射市售山梗菜碱0.5ml和市售尼可刹米50mg。

3. 注射高渗葡萄糖液

经动脉采用加压、快速冲击的方法注射50%葡萄糖溶液40ml，可有效地改善血压和呼吸。

4. 动脉快速输血、输液

在失血性休克时的抢救意义较大。动物发生失血性休克时，加压快速地从动脉输血和低分子右旋糖酐，可保持微血管血流通畅，不出现血管中血液凝固。

（六）常用动物的手术操作技术

1. 清理手术野

在进行哺乳类动物实验前，应将手术操作区的毛去掉，可用剪刀剪和剃刀剃。剪毛只能用家用粗剪刀，贴皮肤将毛剪去，剪毛范围应大于切口长度。为避免剪伤皮肤，可用一手绷紧皮肤，另一手持剪刀贴着皮肤逆着毛的方向剪。勿用手提起毛剪，这样很易剪伤皮肤。剪下的毛应及时放入纸袋中，以免到处飞扬，污染环境或被吸入人的呼吸道。

如在慢性实验中进行无菌手术，要求去毛干净，可用脱毛法。脱毛剂配制：硫化钠8g、淀粉7g、糖4g、甘油5g、硼酸1g、水75g，调成稀糊状。用时先将手术野的毛尽量剪短，再涂上一薄层脱毛剂，3min后洗净、擦干，涂上薄层油脂保护。注意在脱毛前不要用水弄湿脱毛部位，以免脱毛剂渗入毛囊根部。

2. 切口与止血

切开皮肤之前，先用左手食指和拇指将预定切口部位的皮肤绷紧，另一手持手术刀，一次将皮肤和皮下组织切开，然后钝性分离肌肉。切开皮肤时注意避开神经、血管或内脏器官。

手术过程中注意止血。止血的方法视破裂血管的大小而定。如果是毛细血管出血，可用温热生理盐水纱布按压出血点止血。如较大血管出血，先用止血钳将出血点或其周围的少量组织一起夹住，然后用丝线结扎止血。分离肌肉时，应尽量顺肌纤维方向钝性分离，不要随意切断肌肉，以免破坏大量肌肉血管而出血。另外，用生理盐水纱布按压止血时，不要来回揩擦组织，以免刚形成的血凝块脱落，又造成重新出血。

3. 气管插管术

在哺乳类动物急性实验中，为保持实验过程中动物呼吸道通畅，一般要求常规做气管插管术。操作方法是让麻醉后的动物仰位固定于手术台上，颈前区剪毛，从甲状软骨下沿颈正中线切开皮肤和皮下组织（家兔3~5cm，狗5~7cm），沿正中线在气管两侧钝性分离肌肉，暴露气管，分离气管周围的结缔组织，游离气管，在气管下方穿一条较粗的丝线。在甲状软骨下方3~4个气管软骨环上做一横切口，切口长度约气管直径的1/3，再向头端剪断1~2个软骨环，使成一个"⊥"形切口，将气管插管沿支气管方向插入，用丝线结扎，然后将结扎线固定于气管插管的分叉处以免滑脱。

插气管插管时，应及时清理气管中的分泌物和血液，以保持呼吸道通畅，气管插管不要过深，以免刺激动物引起躁动和堵塞左、右支气管，造成动物窒息。

4. 神经和血管的分离术

神经、血管都是易损伤的组织，在分离时要动作轻柔，小心谨慎。在分离较大的血管和神经时，应先用玻璃分针将血管或神经周围的结缔组织稍加分离，再用细小的玻璃分针插入已被分开的结缔组织中，沿神经、血管的走向逐步扩大。分离时应保持其神经血管的自然解剖位置，以便辨认，同时要注意先分离细的神经。例如在分离兔颈部的神经时，应首先分离减压神经，其次是交感神经，最后是迷走神经。把神经都分离穿线后再分离颈总动脉。对血管的小分支要切断时，应采取双结扎的方法，从中间剪断，切不可用止血钳或带齿镊子夹持血管和神经，以免损坏其结构和功能。神经、血管下穿线时，丝线必须用生理盐水湿润。

5. 动脉插管术

动脉插管可用于抽血和记录动脉血压。术前选择口径和动脉相一致的插管，检查是否有破损，尖端是否光滑。分离好动脉以后（一般选择颈总动脉和股动脉），用一根丝线结扎动脉的远心端，在结扎线下方2~3cm处用动脉夹夹闭动脉的近心端。在动脉夹和动脉的结扎线之间再预置一根线。用眼科剪在靠近远心端结扎处剪一斜切口，切口大小约血管的一半。将动脉插管向心脏方向插入血管内（注意不要插入外膜夹层），用备用丝线将插管及血管结扎牢。结扎线的剩余部分固定于插管的侧支或胶带结上以防滑脱。插管后，应注意插管的方向与血管一致，防止插管尖端刺破血管。

为防止血管平滑肌收缩后管径变小，插管困难，可用温热生理盐水纱布保持血管的温度，或用2%普鲁卡因滴在血管上。

6. 静脉插管术

静脉插管术一般用于测量静脉血压和注射药物，术前准备好合适的静脉插管，检查其是否有破损，尖端是否光滑。分离好所需静脉后，结扎静脉的远心端，此时由于缺乏静脉回流,静脉将变瘪,在静脉下再穿一线,轻轻提起静脉,用眼科剪剪一斜切口,插入静脉插管,由于静脉血倒流出的可能性小,让它稍有一点血液便于插管插入,可不必在向心端夹上动脉夹。由于静脉管壁薄、弹性小,分离时应注意避免机械损伤和穿透管壁。

7. 其他

因实验目的的不同,还有许多其他插管术,如输尿管插管术、膀胱插管术、蛙心插管术、胰导管插管术、胆总管插管术等,插管方法基本相似。

(七) 实验动物的采血方法

1. 大鼠和小鼠的静脉采血法

将鼠固定于鼠盒中,露出鼠尾,用手轻揉(或用45℃左右水加温鼠尾),使静脉充血后,用剪刀剪去尾尖,尾静脉血即可流出。用手轻轻地从尾根部向尾尖部推挤,即采集到少量血液。如需多次采血,每次采血时可将鼠尾剪去一小段,取血后及时用棉球压迫止血。

2. 大鼠和小鼠的眼眶动脉和静脉采血法

用左手抓住鼠,拇指和食指将鼠头部皮肤捏紧,使鼠眼球突出。右手用一小弯镊子在鼠右侧眼球根部将眼球摘去,立即倒置鼠头,此时眼眶内动、静脉同时有血流出。

3. 大鼠、小鼠和豚鼠的心脏采血法

将动物仰位固定,在动物左侧第3~4肋间摸到心脏搏动,用注射器针头选择心脏搏动最明显处穿刺,当针头正确刺入心脏后,血液即可进入注射器。

4. 兔的采血方法

(1) 耳中央动脉采血法:固定好家兔,用手轻揉或用温水加热兔耳,使其充血。在耳中部可见一条较粗、颜色较鲜红的血管,此为耳中央动脉,用注射器沿动脉平行方向穿刺,血液即进入注射器,取血后做压迫止血。此外,还可以在耳中央动脉的靠耳尖处,用手术刀片轻轻切断动脉,血液就从切口流出,取血后压迫止血。

(2) 耳缘静脉采血法:将兔固定后,轻揉耳缘,使耳缘静脉充盈,用注射器沿耳缘静脉方向穿刺,抽取血液。

(3) 动、静脉采血法:首先做动、静脉分离术。采血部位可选取颈动、静脉,也可选取股动、静脉。分离出血管后,动脉结扎远心端,静脉结扎近心端。在切口上方先用动脉夹夹住,在血管上剪一切口,置入合适的胶管,结扎固定,防止滑脱,可根据需要放出一定数量血液。

(4) 心脏采血法:与鼠的心脏采血法类似。

5. 狗的采血法

(1) 耳缘静脉采血法:将狗固定,剪去耳尖部短毛,即可见到耳缘静脉。轻揉耳朵使耳缘静脉充血,在靠近耳尖部静脉丛处刺破静脉(或用注射器抽取),血液即可流出。

(2) 前、后肢皮下静脉采血法：采血部位一般是前肢的桡侧皮静脉和后肢外侧的隐静脉，取血时握住肘部，使静脉怒张。待静脉充盈后直接抽取血液。抽血时速度要稍慢，以免针口吸着血管内壁，血液不能通畅流出。

（八）常用动物的处死方法

1. 空气栓塞法

在动物的静脉内注入一定量的空气，使之发生栓塞死亡。通常注入 20~40ml 空气很快就能致死。

2. 急性放血法

可在动脉或大静脉处插入血管插管，快速放血，致失血性休克死亡。

3. 开放性气胸法

开胸造成开放性气胸，肺脏发生萎陷，使实验动物窒息而死亡。

4. 化学药物注射处死法

静脉注射 10% KCl 5~10ml，可致大鼠、家兔等由于心脏停跳而死亡。

5. 静脉注射戊巴比妥钠

注射过量的戊巴比妥钠也可快速致死实验动物。

6. 其他

大鼠和小鼠还可采取用力牵拉头部和脊椎的脊椎脱位法、断头法、击打头部法等。

六、常用实验动物生理指标常数

（一）一般生理常数（表 1-7）

表 1-7 常用实验动物的一般生理常数

生理指标	家兔	狗	猫	小白鼠	大白鼠	豚鼠
适用体重（kg）	1.5~2.5	5.0~15.0	2.0~3.0	0.018~0.025	0.12~0.20	0.3~0.5
呼吸（次/分）	35~56	20~30	25~50	136~216	100~150	100~150
心率（次/分）	150~220	100~150	120~140	400~600	230~350	180~250
平均动脉压（kPa）	13.3~17.3	16.1~18.6	16.0~20.0	12.6~16.6	13.3~16.1	10.0~16.1
潮气量（ml）	19.0~24.5	250~430	20~42	0.1~0.23	1.5	1.0~4.0
肛温（℃）	38.5±1.0	38.5±1.0	38.5±1.0	37±1.0	38.5±1.0	39.0±1.0
性成熟年龄（月）	5~6	10~12	10~12	1.2~1.6	2~8	4~6
孕期（日）	30~35	58~65	60~70	20~22	21~24	65~72
寿命（年）	5~7	10~15	6~10	1.5~2	2~2.5	5~7

（二）血液生理常数（表1-8）

表1-8 常用实验动物血液生理常数

生理指标	家兔	狗	猫	小白鼠	大白鼠	豚鼠
总血量（占体重%）	5.6	7.8	7.2	7.8	6.0	5.8
红细胞（10^{12}/L）	4.5~7.0	4.5~7.0	6.5~9.5	7.7~12.5	7.2~9.5	4.5~7.0
血红蛋白（g/L）	80~150	110~180	70~155	100~190	120~175	110~165
红细胞比容（%）	33~50	38~53	28~52	39~53	40~42	37~47
血小板（10^{10}/L）	38~52	10~60	10~50	50~100	50~100	68~87
白细胞总数（10^9/L）	7.0~11.3	9.0~13.0	14.9~18.0	6.0~10.0	6.0~15.0	8.0~12.0

第二章　BL-420S生物机能实验系统使用介绍

活的生物体不断发出大量信号，称为生物信号。生物信号来自生命活动过程，这些过程具有高度复杂性和动态性。任何生物体，从其细胞到器官组织都可成为生物信号源。这些信号可以是电变量的，如神经细胞、心肌细胞的跨膜电位；也可以是非电变量的，如心脏瓣膜振动产生的声音、血液中的二氧化碳分压。因此，生物信号包括生物体自身具有的电或非电信号，这些生物信号可被用于临床诊断、对患者监护和生物医学研究。非电信号必须经过相应的换能器转化为电信号。电信号包括交流信号和直流信号，交流信号是正负极性不断改变的信号，即信号在0电压上下波动的信号，如心电、脑电、神经放电、肌电、动作电位等大多数电信号；直流信号是正负极性不改变的信号。医学上的直流信号不是绝对的直流信号（理论上直流信号应是一条线，其电压值是不变的），往往是含有变化量的信号，比如动脉血压80~120mmHg，0~80是不变的，而80~120是变化的。信号的参考点是某个具体值（如0）。这类信号包括各种压力信号（血压、颅内压、中心静脉压、胸内压等）、各种张力信号（平滑肌张力、骨骼肌张力等）、温度、浓度、流量等。

BL-420S生物机能实验系统是配置在计算机上的生物信号采集、放大、显示、记录与处理系统。它由三个主要部分构成：①计算机；②BL-420S系统硬件；③TM_WAVE生物信号采集与分析软件。BL-420S系统硬件是一台程序可控的，带4个具有生物信号采集与放大功能的通道，并集成高精度、高可靠性以及宽适应范围的程控刺激器于一体的设备。TM_WAVE生物信号采集与分析软件利用计算机强大的图形显示与数据处理功能，可同时显示4个通道从生物体内或离体器官中探测到的生物电信号或张力、压力等生物非电信号的波形，并可对实验数据进行存贮、分析及打印。该系统适用于生理、药理、病理生理等实验教学和研究工作，它能替代传统的放大器、示波器、记录器、刺激器、照相机等多种仪器，是新一代智能化的生物信号采集、记录分析仪器。其工作原理是从生物体内获取电活动、压力、张力或位移等电变量或非电变量的模拟信号，经过信号采样、模数转换，再经过计算机处理，输出信号图形。

一、系统组成

BL-420S系统由硬件和软件两部分组成。其外观、原理见图2-1、图2-2。

图2-1　BL-420S生物机能实验系统外观示意图

图2-2　BL-420S生物机能实验系统原理示意图

（一）硬件部分

1. 前面板

前面板包括电源指示灯、信号输入、心电图专用输入、刺激器输出、记滴、监听等接口，见图2-3。

图2-3　BL-420S生物机能实验系统前面板示意图

信号输入接口：CH1、CH2、CH3、CH4，5芯生物信号输入接口，用于交、直流生物信号的输入（可连接引导电极、压力传感器、张力传感器等，4个输入通道的性能完全相同）。

全导联心电输入口：专门用于连接全导联心电图的输入线，用于输入全导联心电信号。

监听接口：音箱接口，可以监听相应通道生物信号的声音。

记滴输入：2芯记滴输入接口，记录液体的滴数。

刺激输出：3芯刺激输出接口，电压、电流刺激信号的输出端口。
电源指示：发光二极管，指示系统工作状态。

2. 背面板

背面板包括电源开关、电源插座、接地柱、接收数据信号端口等，见图2-4。

图2-4 BL-420S生物机能实验系统背面板示意图

电源开关：工作时需打开系统电源的按钮。
电源插座：电源线的输入接口。
接地柱：连接地线，避免外界信号干扰。
接收数据信号端口：连接USB接口线，将数据传送到计算机。

（二）软件部分

由TM_WAVE生物信号采集与分析软件构成，安装于Windows XP操作系统下，用鼠标单击或双击操作。

二、系统的启动与退出

（一）启动

（1）打开电源，连接BL-420S系统与计算机：按顺序分别打开显示器电源、BL-420S生物机能实验系统电源，最后开计算机主机电源。

（2）启动BL-420S系统，见图2-5。

图2-5 BL-420S生物机能实验系统启动方法

（二）退出

选择 TM_WAVE 软件"文件"菜单中的"退出"命令即可退出软件。

三、图形界面与系统状态

（一）主界面

TM_WAVE 生物信号采集与分析软件的主界面如图 2-6 所示。

图 2-6 TM_WAVE 生物信号采集与分析软件的主界面

主界面从上到下依次主要分为：标题条、菜单条、工具条、波形显示窗口、数据滚动条及反演按钮区、状态条等六个部分；从左到右主要分为：标尺调节区、波形显示窗口和分时复用区三个部分。

在标尺调节区的上方是通道选择区，其下方是 Mark 标记区。

分时复用区包括：控制参数调节区、显示参数调节区、通用信息显示区、专用信息显示和刺激参数调节区五个分区。

（二）系统状态

1. 监视状态

系统启动后首先进入监视状态，该状态可采样显示，对主菜单各项功能均可操作。在实验准备尚未完全做好时最好在此状态下观察，待需要存贮时再进入记录状态，以免占用过多磁盘空间。

2. 记录状态

开始存贮实验数据，记录过程中，主菜单各项均可进行操作。记录状态可随时调到监视状态，此时暂停记录，反之亦然。再次打开"记录状态"时，仍打开原数据文件继续贮存。

3. 反演状态

当进入菜单条中"打开"命令时，可选取已记录的数据文件进行反演。

四、生物信号波形显示窗口

生物信号波形显示窗口是 TM_ WAVE 软件主界面中最重要的组成部分，实验人员观察到的所有生物信号波形及处理后的结果波形均显示在波形显示窗口中。

BL-420S 系统可以同时观察 CH1~CH4 共四个通道的生物信号波形，每个采样通道对应有一个波形显示通道。图 2-7 表示一个通道的波形显示窗口，其中包含有标尺基线、波形显示和背景标尺格线等三部分；表 2-1 中列举了波形显示窗口中各部分的功能。

图 2-7　TM_ WAVE 软件生物信号显示窗口

表 2-1　生物信号波形显示窗口各部分功能一览表

名称	功能	备注
标尺基线	生物信号的参考零点，其上为正，其下为负	
波形显示	显示采集到的生物信号波形或处理后的结果波形	
背景标尺点	波形幅度大小和时间长短的参考刻度线或点	其类型和颜色可选

实验时可以根据自己的需要在屏幕上显示 1~4 个波形显示窗口，还可以通过波形显示窗口之间的分隔条调节各个波形显示窗口的高度。若在某个通道显示窗口上双击鼠标左键，则这一个窗口最大化；再在这个最大化的显示窗口上双击鼠标左键，则所有的通道显示窗口恢复到初始大小。若分隔条调乱了显示窗口，则只需在任何一个显示窗口上双击鼠标左键，就可将所有通道的显示窗口恢复到初始的大小。

在信号波形显示窗口单击鼠标右键，弹出一个快捷功能菜单，见图 2-8。

图2-8 信号波形显示窗口中的快捷菜单

在理解显示窗口快捷菜单命令之前，还需要了解一个概念——区域选择，所谓区域选择是指在一个或多个通道显示窗口中选择一块区域，并且该区域以反色方式显示。区域选择之所以重要，是因为有很多功能与其相关，包括显示窗口快捷菜单中的数据导出功能；另外，在进行区域选择的同时，TM_WAVE软件内部还完成了选择区域参数测量（与区间测量相似，但不完全相同）和选择区域图形复制等操作，所以区域选择是一个基础性的概念。必须了解这个概念和怎样进行区域选择，才能理解后面与其相关的一些描述。

区域选择有两种方法：

（1）在某个通道显示窗口中进行区域选择，即只选择这一个通道显示窗口中的内容。

操作方法：在将要选择区域的左上角按下鼠标左键以确定选择区域的左上角，然后按住鼠标左键，向右下方拖动鼠标以选择区域的右下角，选中区域以反色显示，当选择好区域的右下角后松开鼠标左键即完成区域选择操作，见图2-9。

图2-9 某个通道显示窗口中进行区域选择

（2）在时间显示窗口中选择所有通道显示窗口中相同时间段的一块区域。

操作方法：首先在时间显示窗口选择区域的起始位置按下鼠标左键，然后按住鼠标左键不放，向右拖动鼠标以选择区域的结束位置，这时所有通道被选择区域均以反色显示，最后在确定结束位置后松开鼠标左键完成区域选择，见图2-10。

图2-10 多个通道显示窗口中相同时间段的区域选择

当进行区域选择后，系统内部将自动完成选择区域的图形复制功能。所谓图形复制，就是将区域选择的一块窗口区域连同从这块区域波形中测出的数据一起以图形的方式发送到Windows操作系统的一个公共数据区——剪辑板内，以后可以将选择的这块图形粘贴到任何可以显示图形的Windows应用软件，如Word、Excel或画图中。

下面对信号波形显示窗口的快捷菜单中常用命令进行介绍。

1. 自动回零

自动回零功能可以使由于输入饱和而偏离基线的信号迅速回到基线上。如果给BL-420S系统的信号输入接口加入一个很大的输入信号，会引起该通道放大器信号饱和，执行该命令可以立刻消除放大器的零点漂移。

2. 拾取零值

在当前通道实时实验过程中，信号波形偏离基线时，选择该命令，可使信号波形快速回到基线位置。

3. 叠加波形

该命令在刺激触发方式下有效。它用于打开或关闭叠加波形曲线。刺激触发的叠加波形以金黄色显示，见图2-11。

4. 叠加平均波形

该命令在刺激触发方式下有效。它用于打开或关闭叠加平均波形，叠加平均波形以深灰色显示。

图2-11 刺激触发方式下的叠加及叠加平均波形

叠加平均波形是叠加波形除以一个整数倍数得到的。选择该命令，会弹出一个"平均倍数输入"对话框，见图2-12。平均输入倍数的有效范围为1~2倍于当前刺激次数之间，默认为当前刺激次数。

图2-12 平均倍数输入对话框

5. 最近10次波形开关

该命令在刺激触发方式下有效。可以打开或关闭最近10次刺激触发得到的波形。

最近10次波形的同时显示构成一幅伪三维图形，见图2-13，它将有助于对前后波形的比较。在同时显示的10次波形中，最上面的一条波形是时间最近的一条波形曲线，越下面的波形时间越远，每两条波形之间相隔在0~25个屏幕像素值之间可选。

图2-13 刺激触发方式下的最近10次波形显示

6. 比较显示

该命令用于打开或关闭比较显示方式。

比较显示是指将所有通道的波形一起显示在 1 通道的波形显示窗口中进行比较，见图 2-14。该功能在进行神经干动作电位传导速度的测定实验中非常有用。

图 2-14 对 1、2 通道的动作电位进行比较显示

7. 信号反向

该命令用于将选择通道的波形曲线进行正负反向显示。

8. 平滑滤波

该命令用于对选择通道的显示波形进行平滑滤波。

9. 添加特殊标记

该命令用于在波形的指定位置添加一个特殊实验标记。选择该命令，弹出"特殊标记编辑"对话框，见图 2-15。

在编辑框中输入新添加的特殊实验标记内容，然后按下"确定"按钮，该特殊实验标记将添加在单击鼠标右键的地方。

图 2-15 特殊标记编辑对话框

10. 编辑特殊标记

该命令用于编辑记录波形中一个已标记的特殊实验标记。在已标记的特殊实验标记上单击鼠标右键，选择该命令，将弹出"特殊标记编辑"对话框，直接在这个对话框的编辑框中修改原有的特殊实验标记内容。

11. 删除特殊标记

该命令用于删除记录波形中一个已标记的特殊实验标记。在已显示的特殊实验标记上单击鼠标右键，将弹出删除特殊实验标记确认框，按下"是（Y）"按钮，该特殊标记被删除。

五、软件菜单操作及设置

BL-420S 系统的 TM_ WAVE 软件有许多功能菜单，例如"输入信号""实验项目""剪辑图形""实验标记""设刺激器"等，下面主要介绍完成生理学实验常用的菜单操作及设置。

（一）菜单条

图 2-16 为 TM_ WAVE 软件的顶级菜单条。

图 2-16　顶级菜单条

在顶级菜单条上一共有 8 个菜单选项。

当打开某一个顶级菜单项之后，会发现其中有一些菜单项以灰色浮雕方式显示，这种灰色浮雕方式显示的菜单项表示在当前的状态下这些菜单命令不能被使用。

当打开某一个顶级菜单项之后，可能会在该菜单的最下面发现两个向下指的黑色小箭头，表明该菜单中有一些不常用的命令被隐藏，这是 Windows XP 的风格。如果想看见这个菜单中所有的命令项，只需将鼠标移动到这两个向下指的小箭头上，菜单将自动展开以显示这个菜单上的全部命令。

1. 文件

单击顶级菜单条的"文件"菜单项，其下拉式菜单将被弹出，见图 2-17。文件菜单中包含有打开、另存为、最近文件和退出等 12 个命令。

（1）打开：该命令用于打开一个反演数据文件。

选择该命令，将弹出打开文件对话框，见图 2-18。直接在打开文件对话框中选择要打开的文件，然后按"打开"按钮就可以打开一个已存贮文件。

（2）另存为："另存为"命令只在数据反演时起作用，该功能可以将正在反演的数据文件另外起一个名字进行存贮，或者将该文件存贮到其他目录的位置。

（3）最近文件：即最近一段时间反演过的数据文件。

（4）退出：在停止实验后选择该命令，将退出TM_ WAVE 软件。

2. 设置

单击顶级菜单条的"设置"菜单项，其下拉式菜单将被弹出，见图 2-19。

图 2-17　文件下拉式菜单

图2-18 打开对话框

(1) 记滴时间设置：选择该命令，将弹出"记滴时间选择"对话框，见图2-20。它用于选择统计记滴的单位时间。如果选择"影响尿生成的因素"实验模块，那么BL-420S软件不仅实时地统计尿滴的总数，也能统计单位时间的尿滴数。

图2-19 设置菜单　　　　图2-20 记滴时间选择对话框

(2) 实时测量时间：实时实验状态下，每隔固定的时间间隔，系统就会自动对最新采集到的实验数据进行一次测量，测量的数据量为1/4屏幕宽度，测量的时间间隔默认为2s，其数值可以通过实时测量时间命令进行改变。测量的数据值显示在通用信息显示区中。

(3) 自动导出Excel时间：实时实验状态下，每隔固定的时间间隔，系统就会自动将实时测量的数据结果导出到Excel中，导出时间间隔可以通过该命令中"写入Excel时间间隔"进行调整。

注：首先需要通过工具条上的"打开 Excel"命令打开 Excel 应用软件，如果没有事先打开 Excel 电子表格，那么自动导出 Excel 功能不会起作用。

（4）显示方式：选择该命令，将弹出子菜单，见图 2-21。

图 2-21 显示方式的子菜单

连续扫描方式：指波形从左向右或从右向左连续移动，这是默认的显示方式。

示波器方式：指波形从左向右移动一整屏后消失，新的波形又从左边开始显示，与传统示波器的显示方式相似。

扫描显示方式：指以心电监护仪的工作方式进行波形显示，即整个波形并不移动，每次只刷新需要改变的一部分波形。这种显示方式可以减少波形移动带来的抖动感觉，但此方式在实验中较少使用。

（5）显示方向：选择该命令，将弹出子菜单，见图 2-22。默认的显示方向是从右向左。

图 2-22 显示方向的子菜单

（6）定标：定标是给计算机提供一个标准参照信号值，计算机根据这个定标值自动计算出输入信号的值，即：输入信号值 =（输入信号放大后的高度/定标值）/增益。

定标目的是确定传感器与计算机的关系，如果想将同一个传感器在不同的通道上使用，那么必须在每个通道上都定标，因为每个通道对同一个传感器而言，可能使用不同的定标值，在某一通道上的定标值不能被其他通道所使用。定标后的传感器只能在对它进行定标的计算机上使用才能得到精确的测量结果。

注意：定标由专门的负责人管理，学生不能随意进行操作。

选择该命令，将弹出子菜单，见图 2-23。包含有两个命令：调零和定标。

图 2-23 定标的子菜单

①调零：选择"调零"命令，按提示选择确定后，会弹出"放大器调零"对话框，见图 2-24，同时，系统打开所有硬件通道并自动启动数据采样和波形显示。

图2-24 放大器调零对话框

如对3通道进行调零,当3通道的波形显示在基线下方,就按"增档"按钮,直到波形曲线抬高到离基线最近的位置为止,反之按减档,以此类推,对其他通道进行调零处理,当每个通道均调零完毕后,按"确定"存贮调零结果并且结束本次调零操作。若按"清除",则用于清除上一次调零的结果;若按"取消",则用于结束本次调零操作,但不将本次调零的结果存贮到磁盘上。

注意:一般情况下,在整个BL-420S系统使用期间,只需进行一次放大器调零工作;该功能只对直流信号起作用。

②定标:选择"定标",弹出"定标密码输入"对话框,默认定标密码为123456。

输入正确的定标密码后,4个信号采集通道将自动启动数据采样,并且弹出"定标"对话框,见图2-25。通过选择定标对话框中不同参数,可在一次定标过程中,同时完成对4个通道的不同传感器信号的定标操作。

图2-25 定标对话框

张力信号定标过程:

a. "信号选择"选张力信号。

b. 首选通道选择"1","定标类型"设定为"定零值",然后将张力传感器插入到 1 通道上,并使其处于不加任何负载状态,通过观察 1 通道出现的波形,调节张力传感器的零点,使其输入信号处于离 1 通道基线最近的位置。当输入信号稳定后,按下定标对话框中的"定标"完成定零值。

c. 将定标类型参数设定为"定标准信号",然后在张力传感器上挂一个砝码,砝码的大小可以在 1~20g 的范围内任意选择,比如选择 10g 重的砝码,然后在"定标值输入"编辑框中输入在张力传感器上吊挂的砝码重量 10。观察 1 通道波形显示的位置,不能使其饱和(如果输入信号线处于窗口顶部,可以认为输入信号已经饱和),如果输入信号饱和,可以通过减小 1 通道的增益或减小传感器上吊挂砝码的重量等方法来使传感器的输入处于非饱和状态。当输入信号稳定后,用鼠标按下定标对话框中"定标",完成 1 通道张力信号的定标。

注意:在"定标准信号"之前,必须首先"定零值"。

d. 将通道选择参数设定为 2 通道,定标类型参数设定为"定零值",然后将同一个张力传感器插入到 2 通道的信号输入接口上,但需注意,此时,无论 2 通道的输入信号线是否在基线上,均不可再调节张力传感器的零点,否则,1 通道的定标值将不准确。重复步骤 b、c 完成 2 通道的定标操作。一般而言,科研工作者为了获得精确的测量结果,不同的通道应该使用不同的传感器。

e. 使用与 2 通道定标同样的方法为 3 通道、4 通道定标。

f. 如果需要为其他传感器信号,如压力信号、温度信号、气体流量信号等定标,其定标方法与张力信号定标的方法类似,只是需要将"信号选择"参数改为其他信号的名称,同时连接不同的传感器即可。

g. 定标完成后,如果按"确定",定标结果将被存贮到 tm_ wave.cfg 配置文件中;如果按"取消",本次定标无效,定标结果将不被存储。

压力信号定标过程:

a. 基本类同于张力信号定标过程,压力单位通常选毫米汞柱(mmHg),压力换能器与汞柱式血压计相连接。

b. "定零值"时血压计刻度为 0。

c. "定标准信号"时将血压计充气至压力显示 100mmHg,"定标值输入"编辑框中输入 100mmHg,实际操作时压力不一定是 100mmHg,只要输入的定标值与所给的压力大小相等即可。

除了按照上面的步骤通过输入信号定标外,对于一些已经知道转换值的信号,如 PT-100 免定标压力传感器,1mV = 10mmHg 的转换值已经固定,FT-100 免定标张力传感器,1mV = 1g 的转换值也已固定,可以直接输入转换值来实现定标操作,只需在"定标"对话框下面的"单位转换"组框中输入 mV 和要转换的信号值,然后按下"转换"按钮完成定标。直接转换和信号定标是两种独立的定标方法,但两者达到的效果完全一样。

3. 输入信号

单击顶级菜单条的"输入信号",其下拉式菜单将被弹出,见图 2-26。

图2-26 输入信号下拉式菜单

输入信号菜单中包括有1~4通道菜单项，它们与硬件输入通道相对应，每一个菜单项的子菜单上包括多个可供选择的信号类型。

当为某个输入通道选择了一种输入信号类型之后，这个实验通道的相应参数就被设定好了。可以为不同的通道选择不同的信号，当选定所有通道的输入信号类型之后，单击工具条上的"开始"命令按钮，就可以启动数据采样，观察生物信号的波形变化。

4. 实验项目

单击顶级菜单条的"实验项目"，其下拉式菜单将被弹出，见图2-27。

图2-27 实验项目下拉式菜单

实验项目下拉式菜单中包含有9个菜单项，分别是肌肉神经实验、循环实验、呼吸实验、消化实验、感觉器官实验、中枢神经实验、泌尿实验、药理学实验模块和病理生理学模块。

这些实验项目组将生理及药理实验按性质分类，在每一组分类实验项目下又包含有若干个具体的实验模块。

当选择了一个实验模块之后,系统将自动设置该实验所需的各项参数,并且将自动启动数据采样,使实验者直接进入到实验状态。

例如,当选择了"肌肉神经实验"项目组中的"神经干动作电位的引导"实验模块后,系统将自动把生物信号输入通道设为1通道,采样率设为50kHz,扫描速度设为1.0ms/div,增益设为200倍,时间常数设为0.01s,滤波设为10kHz;刺激器参数设为:单刺激,波宽0.05ms,强度1为1.0V等。

5. 数据处理

略。

6. 工具

略。

7. 窗口

略。

8. 帮助

单击顶级菜单条的"帮助"菜单项,其下拉式菜单将被弹出,见图2-28。其中"帮助主题"包含有BL-420S生物机能实验系统的全部使用说明书。

图2-28 帮助下拉式菜单

(二) 工具条

工具条是把一些常用的命令以方便、直观(图形形式)的方式直接呈现出来(图2-29)。鼠标指在工具条某图标上,可显示该命令的名称。下面主要介绍打开、启动、暂停、停止、格线显示、区间测量、打开Excel、图形剪辑窗口等命令。

图2-29 工具条

1. 打开

该命令与"文件"菜单中的"打开"功能相同,即打开一个反演数据文件。

2. 记录

该命令是一个双态命令,所谓双态命令是指每执行该命令一次,其所代表的状态就改变一次,这就好像是一盏电灯的开关,这种命令通过按钮标记的不同变化来表示两种不同的状态。当记录命令按钮的红色实心圆标记处于蓝色背景框内时,说明系统现在正处于记录状态,否则系统仅处于观察状态而不进行观察数据的记录。

3. 启动

选择该命令，将启动数据采集，并将采集到的实验数据显示在计算机屏幕上；如果数据采集处于暂停状态，选择该命令，将继续启动波形显示。

4. 暂停

选择该命令后，将暂停数据采集与波形动态显示。

5. 停止实验

选择该命令，将结束当前实验。

6. 格线显示

当波形显示背景没有标尺格线时，单击此按钮可以添加背景标尺格线；再次单击此按钮可以删除背景标尺格线。

7. 区间测量

可测量任意通道波形中选择波形段的时间差、频率、最大值、最小值、平均值、峰值、面积、最大上升速度（dmax/dt）及最大下降速度（dmin/dt）等参数，测量的结果显示在通用信息显示区中。

区间测量的结果数据将被保存为电子表格 Excel 的数据格式（在使用打开 Excel 命令打开 Excel 电子表格后）及普通的文本格式，文本格式的文件保存在 data 子目录下的 resulti.txt 文件中（其中 i 为通道号）。

区间测量的操作步骤（图 2-30）：

图 2-30 区间测量示意图

（1）选择区间测量命令。

（2）将鼠标移动到需要进行区间测量的波形段的起点，单击鼠标左键确定，并移动鼠标，此时出现两条垂直直线，一条固定的垂直线代表选择的区间测量起点，另一条垂直线可随着鼠标的左右移动而移动，用来确定区间测量的终点，单击左键确定终点。

（3）此时，在两条垂直直线区间内将出现一条水平直线，该直线用来确定频率计数的基线，该水平基线将随着鼠标的上下移动而移动，并且该水平直线所在位置的值将显示在通道的右上角，按下鼠标左键确定该基线的位置，完成本次区间测量。

（4）重复上面的步骤（2）、（3）对不同通道内的不同波形段进行区间测量。

（5）在任何通道中按下鼠标右键都将结束本次区间测量。

8. 打开 Excel

选择该命令，将打开 Excel 电子表格。此时，Excel 电子表格就和 TM_WAVE 软件之间建立了一种联系，以后的区间测量，心肌细胞动作电位测量和血流动力学测量的结果将会自动被写入到 Excel 电子表格中（图 2-31）。

通过 TM_WAVE 软件中的"打开 Excel"命令打开 Excel 应用软件后，将自动建立一个 book1.xls 的 Excel 文件；如果在 TM_WAVE 软件中打开另外一个反演数据，则在 Excel 应用软件中将建立 book2.xls 文件与之对应，以此类推。

注意：在关闭 TM_WAVE 软件之前，请不要先关闭 Excel 电子表格程序，因为这将意外中断两个程序之间的联系，而 TM_WAVE 软件又不能知道，会造成一些不好的结果。

图 2-31 各种测量结果存贮为 Excel 文件

9. 图形剪辑

图形剪辑是指将通道显示窗口中选择的一段波形连同从这段波形中测出的数据一起以图形的方式发送到 Windows 操作系统的一个公共数据区内，以后可以将这块图形粘贴到 BL-420S 软件的剪辑窗口中或任何可以显示图形的 Windows 应用软件如 Word、Excel 或画图中。

图形剪辑的操作步骤（图 2-32）：

（1）在实时实验过程或数据反演中，按下"暂停"使实验处于暂停状态，再按下工具条上的图形剪辑按钮，使系统处于图形剪辑状态；

（2）对需要的一段波形进行区域选择；

（3）区域选择后将弹出"图形剪辑窗口"，刚才选择的图形会自动粘贴到图形剪辑窗口中；

（4）选择图形剪辑窗口右边"Exit"按钮，退出图形剪辑窗口；

（5）重复前面四个步骤，剪辑其他波形段的图形，然后拼接成一幅整体图形，此时可以打印或存盘，也可把这张整体图形复制到其他应用程序，如 Word、

Excel 中。

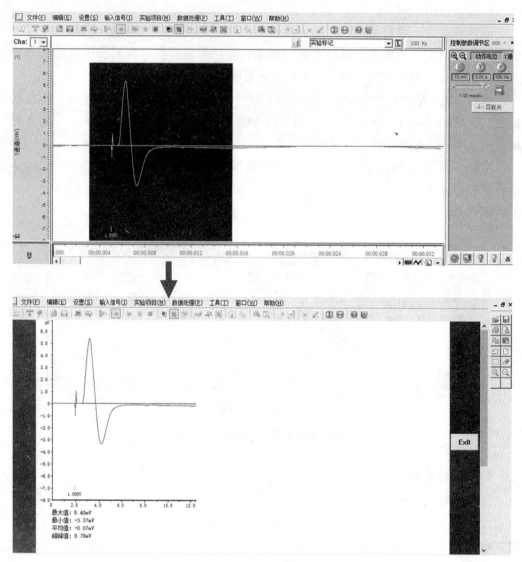

图 2-32 图形剪辑

10. 图形剪辑窗口

图形剪辑窗口见图 2-33，进入方法有两种：一是执行图形剪辑操作后自动进入；二是选择工具条上的"图形剪辑窗口"命令按钮 。

退出图形剪辑窗口：点击"Exit"按钮，退回到软件主界面。

（1）图形剪辑页：位于图形剪辑窗口的左边，占图形剪辑窗口的大部分空间，图形剪辑页用于拼接和修改从原始数据通道剪辑的波形图。剪辑的图形只能在剪辑页的白色区域内移动。

（2）图形剪辑工具条：位于图形剪辑窗口的右边。

注意：刚进入图形剪辑窗口的时候，图形剪辑工具条上的命令按钮处于不可用的灰色状态,只需在图形剪辑页的任意位置单击鼠标左键,即可使用。

图 2-33 图形剪辑窗口

打开已存贮位图文件（bmp 文件）

bmp 文件为 Windows 通用格式的位图文件类型,这种格式的文件不仅可以在 BL-420S 系统软件的图形剪辑窗口中打开,也可以在通用的 Windows 绘图软件,如画图中打开。

另存为

把图形剪辑页中的当前图形存贮到文件中保存,以后可以在图形剪辑页中重新打开这个文件,或者在 Windows 的其他应用软件中打开或插入这个图形。

复制选择图形

在没有选择图形剪辑页上任何一块图形区域的情况下,该功能不可使用,当使用图形剪辑工具条上的"选择并移动"命令从图形剪辑页上选择了一块图形区域,该命令变得可用。

该命令将选择的一块图形区域复制到 Windows 公共数据存贮区——剪辑板中,可以选择图形剪辑页中的"粘贴"功能将复制的图形再一次放入到图形剪辑页中,也可以在任何的 Windows 应用程序,如 Word、Excel 中选择粘贴命令,将您选择的图形插入到这些应用程序中以实现 Windows 中数据共享的强大功能。

粘贴选择区域

该命令将 Windows 公共数据存贮区——剪辑板中的数据插入到图形剪辑页中。

可以通过这个命令将 Windows 剪辑板中的图形粘贴到图形剪辑页的左上角。使用上面介绍的"复制"功能可以改变 Windows 剪辑板中的内容。

撤消上一次操作

如果使用了图形剪辑工具条上的"粘贴""刷新""选择并移动""擦除"等功能，将可能改变剪辑页上原来的图形显示，若不想改变，则可通过这个"撤消"命令来取消上一次的操作。

 刷新整个剪辑页

选择这个命令将清空整个剪辑页，留下一张空白的剪辑页。

 选择并移动

可以使用这个命令在图形剪辑页上选择一块区域，然后复制它或者将其移动到图形剪辑页的其他位置。

当选择这个命令后，在剪辑页中移动的鼠标将变为一个中空的十字，用区域选择方法按下鼠标左键并拖动，当选择好区域以后松开鼠标左键，即完成图形剪辑页的区域选择。此时，图形剪辑条上的"复制"功能变得可用。如果将鼠标移动到选择区域上，鼠标将变为一只手的形状，表明可以移动这块选择的区域。

注意：在剪辑页中，刚粘贴的或刚选择的区域都是可以移动的区域。

 擦除选择区域

选择该命令后，在剪辑页中移动的鼠标将变为一个中空的十字，使用区域选择方法选择需要擦除的区域，松开鼠标左键将擦除选择的区域。

（三）顶部窗口

顶部窗口位于工具条的下方，波形显示窗口的上面，由四部分组成：当前选择通道的光标测量数据显示、启动刺激按钮、特殊实验标记编辑和采样率选择按钮（图2-34）。

图2-34 顶部窗口

1. 测量数据显示区

测量数据显示区显示当前测量通道的实时测量最新数据点或光标测量点处的测量结果，包括信号值和时间，在没有测量数据时这个区域为空白。当前通道通过顶部窗口左边的当前通道选择列表框进行选择。

2. 启动刺激按钮

启动刺激按钮用于启动刺激器，只在实时实验的状态下可用。此外，启动刺激器最简单的方式是按键盘上的"Enter"键。

3. 实验标记编辑区

实验标记编辑区包括实验标记编辑组合框和打开实验标记编辑对话框。

（1）实验标记编辑组合框：既可以从中选择已有的实验标记，也可以按照自己的需要随时输入，然后按"Enter"键确认新的输入，新的输入自动加入到标记组中，见图2-35。

如果某个实验模块本身预先设置有特殊实验标记组，那么，当选择这个实验模块时，实验标记编辑组合框就会列出这个实验模块中所有预先设定的特殊实验标记。

图2-35 特殊实验标记编辑组合框

（2）实验标记编辑对话框：单击打开实验标记编辑对话框按钮，将弹出"实验标记编辑对话框"。可以在这个对话框中对实验标记进行预编辑，包括增加、修改或删除实验标记，见图2-36。

图2-36 特殊实验标记编辑对话框

添加：用于添加一组新的特殊实验标记组。

修改：使修改后的特殊实验标记组的组名修改生效。

删除：删除所选择的整个特殊实验标记组，包括它内部的所有特殊实验标记。

组内标记的编辑：

添加按钮，用于在数据列表框中添加一个列表数据项，即添加一个组内特殊标记。

删除按钮，用于删除列表框中的一个列表数据项。

上移按钮，将当前选择的特殊标记上移一个位置。可将这个实验组中常用的实验标记排列在列表的上面，不常用的实验标记则排列在列表的下面。

下移按钮，将当前选择的特殊标记下移一个位置。

在波形显示区，实验标记在标记处除了有文字说明之外，还有一个标记位置指示，可以选择以虚线或箭头方式进行标记，见图2-37。

图2-37 特殊实验标记的标记方式

4. 设置采样率按钮

用于设置系统的采用率，只在实时实验的状态下可用。

（四）分时复用区

在TM_WAVE软件主界面（图2-6）的最右边是一个分时复用区。

结合图2-38，分时复用区从左到右分别是：⊙按钮切换到控制参数调节区，▯按钮切换到显示参数调节区，💡按钮切换到通用信息显示区，💡按钮切换到专用信息显示区，⊓按钮切换到专刺激参数调节区。

图2-38 分时复用区

1. 控制参数调节区

用于设置 BL-420S 系统的硬件参数以及调节扫描速度的区域，对应于每一个通道有一个控制参数调节区，见图 2-39。

图 2-39　单个通道的控制参数调节区

（1）通道信号显示区：双击鼠标左键，可修改信号名称，比如将"压力"修改为"中心静脉压"。

（2）增益调节旋钮：用于调节通道增益（放大倍数）档位。单击鼠标左键将增大一档该通道的增益，而单击鼠标右键则减小一档该通道的增益，见图 2-40。

（3）时间常数调节旋钮：用于调节时间常数的档位。单击鼠标左键将减小一档该通道的时间常数，而单击鼠标右键则增大一档该通道的时间常数，见图 2-40。

时间常数又叫高通滤波，每一个时间常数值对应于一个频率值，计算方法为：
$$频率 = 1/（2\pi \times 时间常数）$$
如时间常数为 1，其频率约为 0.16Hz。

（4）滤波调节旋钮：用于调节低通滤波的档位。方法参见时间常数调节旋钮的调节方法，见图 2-40。

(a) 增益　　　(b) 时间常数　　　(c) 滤波

图 2-40　增益、时间常数和滤波菜单

（5）扫描速度调节器：改变通道显示波形的扫描速度，每个通道均可根据需要独立设置扫描速度，见图 2-41。

图 2-41 扫描速度调节器

在 BL-420S 系统中，每个通道均可根据需要独立设置扫描速度。

如果想改变扫描速度，可将鼠标指到绿色向下三角形上，按下鼠标左键，然后左右拖动这个绿色的三角形，当向右移动时，扫描速度将增大，反之则减小；另外，在绿色三角形的右边单击鼠标左键，扫描速度将增加一档，在绿色三角形的左边单击鼠标左键，扫描速度将减小一档。

（6）50Hz 滤波：用于启动 50Hz 抑制和关闭 50Hz 抑制功能。50Hz 信号是交流电源中最常见的干扰信号，如果 50Hz 干扰过大，会造成有效的生物信号被 50Hz 干扰淹没，无法观察到正常的生物信号。此时，需要使用 50Hz 滤波来削弱电源带来的 50Hz 干扰信号。

注意：50Hz 波形可能是有效生物信号波形的一种成分，如果滤除掉 50Hz 波形，会造成有效生物机能信号波形发生畸变。一般而言，观察小鼠心电信号不能进行 50Hz 滤波。那么如何削弱交流电源本身带入的 50Hz 干扰呢？最好的办法是使用接地良好的电源。

（7）软件放大和缩小按钮：放大和缩小按钮用于实现信号波形的软件放大和缩小。

（8）全导联心电选择按钮：用于打开和关闭全导联心电信号，可以通过下拉式按钮选择标准 12 导联心电中的任何一种，也可以关闭全导联心电输入，见图 2-42。

图 2-42 全导联心电选择按钮菜单

如果选择全导联心电输入，那么信号从 BL-420S 系统的标准 12 导电心电输入口（15 芯 D 型插座）输入，其他信号则从通用通道中进行输入。

2. 显示参数调节区

该区调节每个显示通道的显示参数以及监听器音量，见图 2-43。

（1）背景色选择：列表框中显示的颜色块代表该显示通道背景的当前使用颜色，可更改颜色。

（2）标尺格线类型选择：有 5 种格线类型可选择，可从中选择一种作为窗口背景中新的标尺格线类型。

（3）监听音量调节按钮：在某一时刻，BL-420S 系统只能监听一个通道的声音，监听音量调节选择按钮用于选择监听通道。

（4）监听音量调节器：调节方法与扫描速度调节器完全一样。

图2-43 显示参数调节区

3. 通用信息显示区

通用信息显示区显示每个通道的数据测量结果，见图2-44。

在实时实验的过程中，每隔2s系统要对每个采样通道的当前屏数据做一次测量，并将结果及时地显示在通用信息显示区中。

4. 专用信息显示区

显示某些实验模块专用的数据测量结果，如血流动力学实验模块、心肌细胞动作电位实验模块等，见图2-45。

图2-44 通用信息显示区

图2-45 专用信息显示区

5. 刺激参数调节区

以矩形波为例介绍刺激相关参数（图2-46）：

图2-46 刺激参数分析示意图

t_1（延时）：刺激脉冲发出之前的初始延时。

t_2（波间隔）：双刺激或串刺激中两个脉冲波之间的时间间隔。

t_3（延时2）：在连续刺激中，连续刺激脉冲之间的时间间隔，可与t_1相等，也可以不等，在显示中，该参数将被换算为频率，换算公式如下：

$$F = 1/(t_3 + W)$$

其中F为频率（单位：Hz），t_3和W的单位是秒（s）。

W（波宽）：刺激脉冲的宽度。

H_1（强度1）：单刺激、串刺激中的刺激脉冲强度，或双刺激中第一个刺激脉冲的强度。如果选择的刺激模式为电流刺激，那么它表示第一个刺激脉冲的电流强度。

H_2（强度2）：双刺激中第二个刺激脉冲的强度。如果选择的刺激模式为电流刺激，那么它表示第二个刺激脉冲的电流强度。

刺激参数调节区由上至下分为：基本信息、程控信息、波形编辑，见图2-47。

(1) 基本信息区：基本信息区是关于刺激的基本参数，采用粗细两级的调节方法，每个参数加上一个调解机构，我们叫做一个元素，见图2-48。

图2-47 刺激参数调节区

模式：四种模式即粗电压、细电压、粗电流及细电流。粗电压刺激模式的范围为0～100V，步长为5mV；细电压刺激模式的范围为0～10V，步长为5mV；粗电流刺激模式的范围为0～20mA，步长为10μA；细电流刺激模式的范围为0～20mA，步长为1μA。

方式：调节刺激器的刺激方式，有单刺激（默认）、双刺激、串刺激、连续单刺激与连续双刺激。

图2-48 刺激器参数调节元素分解图

延时:调节刺激器第一个刺激脉冲出现的延时。单位为毫秒(ms),范围0~6s。粗调一次,其值改变5ms,微调一次,其值改变0.05ms。

波宽:调节刺激器脉冲的波宽。单位为毫秒(ms),范围0~2s。粗调一次,其值改变0.5ms,微调一次,其值改变0.05ms。

波间隔:调节刺激器脉冲之间的时间间隔(适用于双刺激和串刺激)。单位为毫秒(ms),范围0~6s。粗调一次,其值改变0.5ms,微调一次,其值改变0.05ms。波间隔的有效范围还受到刺激频率的影响。

频率:调节刺激频率(适用于串刺激和连续刺激方式)。单位为赫兹(Hz),范围0~2000Hz。粗调一次,其值改变10Hz,微调一次,其值改变0.1Hz。

刺激器的频率受到波宽和波间隔(在串刺激和连续双刺激时波间隔才起作用)的影响,因此如果调节的波宽较长,刺激频率将不能调节到2000Hz,计算机会自动计算出当时可以调节的最高刺激频率。

强度1:调节刺激器脉冲的电压幅度(当刺激类型为双刺激时,则是调节双脉冲中第一个脉冲的幅度)或电流强度。

电压幅度的单位为伏(V),范围0~100V。在粗电压模式下,粗调一次,其值改变500mV,微调一次,其值改变50mV;在细电压模式下,粗调一次,其值改变50mV,微调一次,其值改变5mV。

电流强度的单位为毫安(mA),范围0~20mA。在粗电流模式下,粗调一次,其值改变100μA,微调一次,其值改变10μA;在细电流模式下,粗调一次,其值改变10μA,微调一次,其值改变1μA。

强度2:当刺激类型为双刺激时,它用来调节双脉冲中第二个脉冲的幅度。电压幅度或电流强度的范围和调节方式与强度1完全相同。

串长:调节串刺激的脉冲个数。脉冲个数的单位为个,有效范围0~250个。粗调钮一次,其值改变10,微调一次,其值改变1。

(2)程控信息区:程控属性页中包括程控方式、程控刺激方向、增量、主周期、停止次数和程控刺激选择6个部分。

(3)波形编辑区:在TM_WAVE软件中,预置的波形包括方波、正弦波、余弦波、三角波等。如果选择任意波,则可通过在任意波示意图上双击鼠标左键弹出任意波波表编辑器对话框,从而编辑任意刺激波。

波形编辑区右侧有一个启动刺激器按钮。当设定好刺激参数后,点击此按钮将启动刺激。

(五) 时间显示窗口

时间显示窗口位于显示窗口底部,显示记录波形的时间(图2-49)。这是一个相对时间,即相对于记录开始时刻的时间,记录开始时刻的时间为0。时间格式为:分:秒:毫秒。

图2-49 时间显示窗口

(六) 滚动条和数据反演功能按钮区

滚动条和反演功能按钮区在TM_WAVE软件主窗口通道显示窗口的下方(图2-50)。

图2-50 滚动条和数据反演功能按钮区

1. 数据选择滚动条

通过对滚动条的拖动,来选择实验数据中不同时间段的波形进行观察。

2. 反演按钮

反演按钮位于屏幕的右下方,有两个功能按钮和一个菜单按钮,即波形横向(时间轴)压缩、波形横向扩展和数据查找。

(1) 波形横向(时间轴)压缩:该命令是对实验波形在时间轴上进行压缩,相当于减小波形扫描速度的调节按钮。在波形被压缩的情况下可以观察波形的整体变化规律。

(2) 波形横向(时间轴)扩展:该命令是对实验波形在时间轴上进行的扩展,相当于增大波形扫描速度的调节按钮。在波形扩展的情况下可以观察波形的细节。

(3) 反演数据查找菜单:鼠标左键单击该菜单按钮右边的下拉箭头,将弹出一个数据查找菜单,见图2-51。

图2-51 反演数据查找菜单

按时间查找：选择该命令，会弹出一个"按时间查找"对话框，见图2-52。这个功能可以进行反演数据在时间上的精确定位。

按通用标记查找：选择该命令时，会弹出一个"按通用标记查找"对话框，见图2-53。

图2-52 按时间查找　　　图2-53 按通用标记查找

在实验过程中通过标记一些通用标记，作为实验过程中时间改变或某一项实验条件改变的指示。在反演过程中，往往对这些时间或实验条件改变点的数据感兴趣，需要观察这些位置的实验波形，但是如果记录的实验数据过长，那么使用数据滚动条来寻找这些关键点变得不太容易，此时可使用按通用标记查找功能。

按特殊标记查找：选择该命令时，会弹出一个"按特殊标记查找"对话框，见图2-54。

在实验过程中常常标记一些特殊实验标记，作为实验过程中某一项实验条件改变，如施加刺激、给予药物等的指示。在反演过程中，对这些实验条件改变点的数据感兴趣，需要观察这些位置的实验波形，但是如果记录实验数据过长，那么使用数据滚动条来寻找这些关键点变得不太容易，此时可使用按特殊标记查找功能。

图2-54 按特殊标记查找

(七) 标尺调节区

TM_WAVE 软件显示通道的最左边为标尺调节区。

当鼠标光标移动到标尺单位显示区，然后按下鼠标右键，将会弹出一个"信号单位"选择快捷菜单。

光标测量是指在实时实验过程中暂停或反演数据时，在每个有波形显示的通道中，伴随着波形曲线有一个测量光标，该光标随着鼠标的移动而左右移动，并且始终依附在波形曲线上，光标处的波形数值将被自动测量出来并且显示在通用信息显示区中。

调节标尺基线（标尺的 0 刻度线）位置的方法：首先将鼠标移动到标尺上，这时鼠标光标右边出现一个上下指示的蓝色双箭头，按下鼠标左键，在按住鼠标左键不放的情况下上下移动鼠标，这时整个标尺会随着鼠标的移动而上下移动，从而调节标尺 0 点的位置，见图 2-55。

图 2-55 调节标尺 0 点的位置

(八) Mark 标记选择区

Mark 标记选择区在 TM_WAVE 软件窗口的左下方，位于标尺调节区的下面，见图 2-56。

图 2-56 Mark 标记选择区

Mark 标记是用于加强光标测量的一个标记，该标记单独存在没有意义，它只有与测量光标配合使用时才能完成简单的两点测量功能，见图 2-57。

图 2-57 Mark 标记和圆形测量光标

如果测量光标与 Mark 标记配合，当测量光标移动时，它将测量 Mark 标记和测量光标之间的波形幅度差值和时间差值（测量的结果前加一个 Δ 标记，表示显示的数值是一个差值），测量的结果显示在通用显示区的当前值和时间栏中。

在通道显示窗口的波形曲线上添加 Mark 标记有两种方法：

（1）通道显示窗口快捷菜单中的"添加 M 标记命令"。

（2）使用鼠标在 Mark 标记区中选择然后拖放到指定波形曲线上。

注意：如果您将 M 标记拖到没有波形曲线的地方释放，它将自动回到 Mark 标记区。

如果您不需要 Mark 标记了，只需用鼠标将其拖回到 Mark 标记区即可。

第三章 各 论

一、神经和肌肉

实验1 坐骨神经腓肠肌标本及坐骨神经干标本的制备

【实验目的】

学习坐骨神经腓肠肌和坐骨神经干标本的制备方法。

【实验原理】

两栖类动物的一些基本生命活动和生理功能与温血动物类似,但其离体组织所需存活条件比较简单,易于控制和掌握。因此在生理实验中常用蛙或蟾蜍的离体组织或器官作为实验标本来观察组织的兴奋性、兴奋过程、兴奋性的变化以及骨骼肌的收缩特点等。

【实验对象】

蟾蜍(或蛙)。

【器材和药品】

蛙类手术器械一套(蛙板、玻璃板、探针、粗剪刀、组织剪、眼科剪、眼科镊、大头针、玻璃分针、搪瓷碗、培养皿、滴管、纱布、丝线)、锌铜弓、任氏液。

【操作步骤和观察项目】

(1) 破坏脑和脊髓:左手持蛙,用食指下压头部,拇指按压背部,使头前俯。右手持探针从枕骨大孔处垂直刺入,再将针插向前方刺入颅腔搅碎脑组织。将探针退回进针处,向下刺入椎管捣毁脊髓,待蛙四肢松软,表明脑和脊髓已完全破坏(图3-1)。

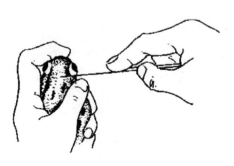

图3-1 破坏蛙脑和脊髓

(2) 剪除躯干上部及内脏：在骶髂关节水平以上 1cm 处剪断脊柱，将头、前肢及内脏一并剪除，保留腰骶部脊柱及后肢。在腹部脊柱的两旁可以见到坐骨神经丛（图 3-2、图 3-3）。

图 3-2 横断脊柱

图 3-3 剪断躯干上部及内脏

(3) 剥皮：左手捏紧脊柱断端，右手捏住断端处皮肤边缘，用力向下剥掉全部后肢皮肤（肛门皮肤黏膜移行处先行剪开），把标本放入任氏液中，洗净手及所有用过的器械（图 3-4）。

图 3-4 剥离皮肤

(4) 游离坐骨神经：将后肢标本腹面向上用大头针固定于蛙板上，沿脊柱两侧用玻璃分针分离坐骨神经，用普通剪刀剪下一小段与神经相连的脊柱，提起脊柱，逐一剪去神经分支。从耻骨联合处将两下肢分开。

将一侧下肢背面向上，用玻璃分针划开梨状肌及附近的结缔组织，循坐骨神经沟（股二头肌与半膜肌之间）找出坐骨神经的大腿部分，提起坐骨神经，小心剪断坐骨神经的所有分支，一直游离到膝关节（图 3-5）。

(5) 游离腓肠肌：将分离干净的坐骨神经搭于腓肠肌，在膝关节周围剪掉全部大腿肌肉，并用普通剪刀将股骨刮干净，在股骨中部剪去上段股骨。再于跟腱处用线结扎，剪断结扎处远端跟腱并游离腓肠肌至膝关节处，在膝关节以下将小腿其余部分全剪掉，这样即得到附着于股骨上、有坐骨神经支配的腓肠肌标本，立即浸于任氏液中（图3-6）。

图3-5 坐骨神经走向示意图　　图3-6 蛙坐骨神经腓肠肌标本示意图

（6）制作坐骨神经干标本：当坐骨神经游离到膝关节处后再向下继续剥离，在腓肠肌两侧的肌肉内找到胫神经和腓神经。剪去任一分支，分离留下的直到足趾，用线结扎，在结扎远端剪断（注意：坐骨神经在膝关节处分成两支，绕过膝关节时，上面覆盖有肌腱和肌膜，分离时切勿剪断或损伤神经）。标本制成后，浸于任氏液中。

（7）检查标本兴奋性：将标本取出放在玻璃板上，取锌铜弓浸湿任氏液后迅速接触坐骨神经，如腓肠肌发生明显收缩，表明标本具有正常的兴奋性。将标本放于盛有任氏液的培养皿中备用。

【注意事项】

（1）制备神经标本过程中，要不断滴加任氏液，以防标本表面干燥而失去正常兴奋性。

（2）操作过程中，应避免过度牵拉神经和肌肉。避免用手、用镊子夹伤神经和肌肉。

（3）损毁脑和脊髓时，要防止蟾蜍毒液射入操作者眼内，若误入眼内，应迅速用生理盐水冲洗。

【思考题】

（1）怎样判断蟾蜍的脑和脊髓是否完全损毁？

（2）制备好的神经肌肉标本为何要浸泡于任氏液中？

（3）锌铜弓为什么可以检查神经肌肉的兴奋性？

实验 2　阈刺激、阈上刺激和最大刺激

【实验目的】

通过测定坐骨神经腓肠肌标本的阈刺激、最大刺激，以了解该标本的兴奋性以及刺激强度与肌肉收缩的关系。

【实验原理】

活组织具有兴奋性，能接受刺激发生反应，刺激要能引起组织发生反应必须有足够的强度、足够的持续时间和一定的时间-强度变化率。如果保持刺激持续时间及时间-强度变化率不变，引起反应所需的最小刺激强度称为阈值。所以组织兴奋性的高低通常用阈值来度量，兴奋性高的组织阈值低，兴奋性低的组织阈值高。强度为阈值的刺激称为阈刺激。阈值常作为衡量组织兴奋性高低的客观指标。

腓肠肌是由许多兴奋性高低不同的肌纤维组成的。如果用单个电脉冲刺激坐骨神经腓肠肌标本的坐骨神经干或直接刺激肌肉，刚能引起肌肉发生收缩反应（即兴奋性最高的那部分神经和肌肉发生兴奋）的刺激强度称阈值。随着刺激强度的增加，发生反应的神经和肌肉增加，肌肉的收缩程度也相应逐步增大，这时的刺激强度称为阈上刺激。当刺激增大到某一数值时，肌肉出现最大的收缩反应；如再增加刺激强度，肌肉的收缩反应不再增大，这种能引起肌肉发生最大收缩反应的最小刺激，称为肌肉收缩的最大刺激。

【实验对象】

蟾蜍（或蛙）。

【器材和药品】

制作坐骨神经腓肠肌标本的全部手术器械（见实验1）、肌槽（肌动器）、张力换能器、刺激输出线、铁支架、双凹夹、任氏液。

【操作步骤】

（1）制作坐骨神经腓肠肌标本（见实验1）：制备好坐骨神经腓肠肌标本浸于任氏液数分钟后备用。

（2）安放标本：将标本的股骨残端插入肌动器的螺丝孔内将其固定，将扎在肌肉跟腱上的线缚在张力换能器的受力片上，调整张力换能器的高度，使肌肉处于自然拉长的长度（松紧合适），用双凹夹将换能器固定于支架上。坐骨神经干置于肌槽的刺激电极上（图3-7）。

（3）调整记录装置：

①打开 BL-420S 系统。

②"输入信号"→"1通道"→"张力"。

③根据信号图形调整增益（放大倍数）、扫描速度。

④设置刺激器：单刺激，强度0，波宽1ms。设置完毕将刺激输出线连接到肌

图 3-7 坐骨神经腓肠肌标本与肌动器、张力换能器的连接

槽的刺激接线柱上。

系统设置也可选用"实验项目"→"肌肉神经实验"→"刺激强度与反应的关系",将设置中的刺激强度调为零,然后逐渐增大刺激强度,观察记录阈刺激和最大刺激。

【观察项目】

(1) 逐渐增大刺激强度,每改变一次刺激强度,开启一次刺激,输出一个设定刺激,当刚出现收缩曲线时,此时的刺激强度为阈值。

(2) 继续增大刺激强度,观察刚出现最大收缩高度时的刺激强度,此即最大刺激。

【注意事项】

(1) 经常给标本滴加任氏液,保持标本良好的兴奋性。

(2) 每两次刺激之间应让标本休息 0.5~1min。

(3) 若刺激神经引起肌肉收缩不稳定时,可直接刺激肌肉。

【思考题】

(1) 能否以神经干的动作电位或肌肉的肌电作为指标来测定阈刺激、最大刺激?

(2) 骨骼肌的收缩幅度与刺激强度之间有何关系?

实验 3　神经干动作电位观察

【实验目的】

观察蛙神经干动作电位波形。

【实验原理】

动作电位是神经纤维兴奋的标志。动作电位产生后会沿着细胞膜扩布,动作电位通过位于神经干表面的引导电极时,便可记录到这种电位波动。根据引导方式的不同,动作电位波形可呈双相或单相。

神经干由许多神经纤维组成,其兴奋阈值、传导速度都不同,本实验引导的是坐骨神经干的复合动作电位,因此,记录到的动作电位的幅度与刺激强度有关,即在阈刺激和最大刺激之间所引导的动作电位幅值随刺激强度的增加而递增。当刺激达到最大刺激时,所有的神经纤维都兴奋,动作电位幅度将达到最大值。

当动作电位先后通过两个引导电极时,可记录到两个方向相反的电位偏转波形,称双相动作电位。如果两个引导电极之间的神经组织有损伤,兴奋波只通过第一个引导电极,不能传导到第二个引导电极,则只能记录到一个方向的电位偏转波形,称为单相动作电位。

【实验对象】

蟾蜍(或蛙)。

【器材和药品】

制作坐骨神经干标本的全套手术器械(见实验1)、神经屏蔽盒、生物电引导线、刺激输出线、任氏液、1mol/L KCl、2%普鲁卡因、滤纸片。

【操作步骤和观察项目】

(1) 制备坐骨神经干标本。制备方法和制备坐骨神经腓肠肌标本类似。沿脊柱两侧用玻璃分针分离坐骨神经,于靠近脊柱处穿线、结扎、剪断。轻轻提起结扎线,逐一剪去神经分支。当坐骨神经游离到膝关节处后再向下继续剥离,在腓肠肌两侧肌沟内找到胫神经和腓神经,剪去任一分支,分离留下的一支直到足趾,尽可能分离长一些,用线结扎,在结扎的远端剪断。坐骨神经在经过膝关节时,上面覆盖有肌腱和肌膜,分离时切勿剪断或损伤神经。标本制成后,浸于任氏液中数分钟,使其兴奋性稳定后备用。

(2) 将神经干标本置于神经屏蔽盒(图 3-8)中,神经干的中枢端(粗端)置于刺激电极位置,外周端(细端)置于引导电极位置。

(3) 打开 BL-420S 系统。在第一次做该实验时直接进入"实验项目"→"肌肉神经实验"→"神经干动作电位的引导"。

熟悉后可进入通用程序:

①"输入信号"→"1 通道"→"动作电位"。如果动作电位波形有毛刺样干扰,可选 50Hz 滤波。

②扫描方式:默认为"触发显示方式"。

③根据信号图形调整增益(放大倍数),扫描速度。

④刺激设置:默认为单刺激、强度 1.0V、波宽 1ms。

开启刺激,这时可以看到动作电位波形(图 3-9),根据波形大小重新调整参数。

图 3-8　刺激输出线、生物电引导线与神经标本屏蔽盒的连接

图 3-9　蛙神经干双相动作电位

如果伪迹很大，可取 1cm×1cm 大小的滤纸片，用任氏液浸湿后，放在地线位置处的神经上，可大大减小刺激伪迹。

（4）将刺激强度设成 0，然后逐渐增大强度，寻找阈刺激和最大刺激，观察动作电位的波形有无改变。以下观察项目所需的刺激均为该坐骨神经干标本的最大刺激。

（5）改变生物电引导线的位置，观察动作电位的波形有无改变。

（6）把神经干标本放置方向交换，观察动作电位的波形有无改变。

（7）将引导电极和刺激电极的距离尽可能变大，观察动作电位波形有无分离。

（8）用 1mol/L KCl 溶液滤纸片贴在外周端的引导电极上，观察电位波形有无改变。

（9）用任氏液洗去 KCl，观察动作电位波形有无改变。

（10）用 2% 普鲁卡因滤纸片贴在刺激电极和引导电极之间，观察动作电位波形是否出现。

（11）洗去普鲁卡因，观察动作电位波形是否重新出现。

（12）用镊子将两个记录电极之间神经夹伤，观察动作电位波形有何改变。

【注意事项】

（1）制备坐骨神经干标本时，应尽量除尽附着的血管、神经。神经干两端应用线扎紧，浸于任氏液中备用，取神经干时须用镊子夹持两端结扎线，切不可直接夹持神经干。

（2）经常保持神经标本湿润（可置一小片湿纱布），但液体不宜过多，以免短路。

（3）注意使神经标本与刺激电极和引导电极密切接触。

（4）两刺激电极间距离不宜太近，因其间神经干电阻太小，甚至可导致两电极间近于短路，损坏刺激器。

（5）神经屏蔽盒用后应清洗干净，尤其是刺激电极和引导电极，否则残留盐溶液会导致电极腐蚀和导线生锈。

【思考题】

（1）试解释神经干动作电位幅度随刺激强度增大而增大的原因。为什么到最大刺激后，动作电位幅度不再增加？

（2）试述单、双相动作电位的产生原理。两种电位在时程和幅度上有何不同？

（3）记录神经干动作电位时，为什么常在中枢端给予刺激，而在外周端引导动作电位？

（4）解释在引导电极上放置 KCl 滤纸片记录到的动作电位波形变化。

（5）解释在刺激电极和引导电极之间放置普鲁卡因滤纸片对动作电位的影响。

（6）解释在两个引导电极之间夹伤神经对动作电位波形的影响。

实验 4　神经干兴奋性不应期的测定

【实验目的】

学习测定不应期的方法，了解神经纤维在一次兴奋过程中，兴奋性变化的规律。

【实验原理】

可兴奋组织（细胞）在接受一次刺激发生兴奋的过程中，兴奋性会发生周期性的变化，经历绝对不应期、相对不应期、超常期和低常期，然后再恢复到正常的兴奋性水平。组织兴奋性的变化，可用测定阈值的方法来确定。要测定不应期，通常采用双刺激。当两个刺激相距较远时，出现两个独立的兴奋，当逐步缩短两个刺激的间隔时间时，随着第二个动作电位逐渐向第一动作电位靠拢，第二个动作电位的幅值越来越小，直到完全消失（而第一个动作电位的幅度数值始终不变）。说明第二个刺激落在了第一个兴奋的不应期内。此时增大第二个刺激的强度，观察是否会出现第二个动作电位，如果出现则为相对不应期，如不再出现则为绝对不应期。

【实验对象】

蟾蜍（或蛙）。

【器材和药品】

蛙类手术器械（见实验1）、神经屏蔽盒、生物电引导线、刺激输出线、任氏液。

【操作步骤和观察项目】

(1) 制作坐骨神经干标本（见实验1），浸泡于任氏液几分钟后放入神经屏蔽盒。连好神经标本盒的引导电极，接好地线。

(2) 打开 BL－420S 系统。初次实验可选择"实验项目"→"肌肉神经实验"→"神经干兴奋不应期测定"。

熟悉后可进入通用程序：

①选择"输入信号"→"1通道"→"动作电位"。

②设置刺激器：双刺激，调节刺激"强度1"，找到最大刺激，将"强度2"设成与"强度1"相等，使屏幕上出现两个同样幅值的动作电位。

(3) 逐渐减小"波间隔"，在屏幕上可见第二个动作电位逐渐向第一个动作电位靠近。两个刺激脉冲之间的时间间隔减小到一定程度时，第二个动作电位开始减小，此时记下"波间隔"的时间，此即神经干的不应期。

(4) 连续缩小"波间隔"，第二个动作电位继续向第一个动作电位靠近，并继续变小直至最后消失。此时增大刺激"强度2"的强度，若第二个刺激又引起动作电位的出现，继续缩小两个刺激的时间间隔，直到第二个动作电位消失。此时"波间隔"的时间为绝对不应期。不应期减去绝对不应期为相对不应期（图3－10）。

图3－10　用双刺激测定神经干兴奋性的不应期

【思考题】

根据实验结果,能否推算出神经的最大兴奋频率。

实验 5　神经干兴奋传导速度的测定

【实验目的】

学习神经干动作电位传导速度的测定方法。

【实验原理】

可兴奋细胞发生动作电位后,动作电位将向整个细胞膜扩布,我们称之为兴奋的传导。其传导速度取决于纤维的直径、温度、有无髓鞘等因素。动作电位在神经纤维上的传导称为神经冲动。测定神经冲动在神经干上传导的距离以及通过这段距离所需的时间,即可计算出兴奋传导的速度。

【实验动物】

蟾蜍(或蛙)。

【器材和药品】

蛙类手术器械(见实验1)、神经屏蔽盒、生物电引导线、刺激输出线、圆规、直尺、任氏液。

【操作步骤和观察项目】

(1) 制作坐骨神经干标本,神经干尽可能长,浸泡于任氏液中,稳定后备用(见实验1)。

将神经干标本平放在神经标本屏蔽盒内的电极上,充分利用其全长。本实验需用双通道记录动作电位,两对生物电引导线插头分别插入1和2通道,其鳄鱼夹夹到神经标本屏蔽盒两对引导地极柱上,接好接地电极。

(2) 打开 BL-420S 系统。初次实验可直接进入"实验项目"模块中,选择"肌肉神经实验"→"神经干兴奋传导速度测定"。熟悉后可进入通用程序。

①选择"输入信号"→"1通道"→"动作电位"。

②设置刺激器:单刺激、强度1V、波宽1ms。

(3) 启动刺激,并寻找到最大刺激,屏幕上出现两个动作电位,单击右键选择"比较显示"(图3-11),用"两点测量"测出动作电位传导时间。

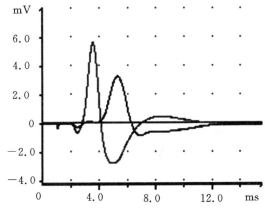

图 3-11　双通道记录不同部位的神经干动作电位

(将2通道移到1通道进行对比)

（4）测量神经标本盒两对引导电极之间的距离。

（5）计算动作电位在神经干上的传导速度。

【注意事项】

（1）尽可能选取大的蛙，尽可能将神经干剥得长。

（2）要经常用任氏液润湿神经干，保持神经干兴奋性。

（3）两对引导电极之间的距离应尽可能大。

【思考题】

（1）本实验中测得的神经干传导速度是哪一种神经纤维的传导速度？

（2）如果所用的标本足够长、刺激电极与引导电极间的距离足够大，加快系统的扫描速度可见动作电位的降支出现数个波峰，试解释动作电位波形分离的原因。

实验6 刺激频率与骨骼肌收缩形式的关系

【实验目的】

了解骨骼肌在不同的刺激频率时兴奋发生的情况以及与收缩形式的关系。

【实验原理】

当骨骼肌受到一个阈上刺激时，产生一次单收缩，每次收缩前先产生一个动作电位。动作电位的持续时间很短，因而有效不应期也较短，但每次收缩的持续时间却相对较长。若刺激频率不断增加，虽然骨骼肌仍然可对每个刺激产生动作电位，但肌肉的收缩反应则可发生融合。

（1）不完全强直收缩：两个相继刺激的间隔时间大于单收缩的收缩期，但小于单收缩的总时程，则肌肉在舒张不全时发生第二次收缩，肌肉出现锯齿状的收缩波形。

（2）完全强直收缩：两个相继刺激的间隔时间小于单收缩的收缩期，肌肉处于完全持续的收缩状态，看不出舒张的痕迹，称为完全强直收缩。

不完全强直收缩和完全强直收缩的收缩幅度随刺激频率的增快而升高。

【实验对象】

蟾蜍（或蛙）。

【器材和药品】

蛙类手术器械一套（见实验1）、肌槽（肌动器）、张力换能器、支架、双凹夹、漆包线、生物电引导线、刺激输出线、任氏液。

【操作步骤和观察项目】

（1）制备坐骨神经腓肠肌标本（见实验1），浸于任氏液中备用。

（2）将标本的股骨残端插入肌动器的螺丝孔内固定，腓肠肌跟腱的连线拴在张力换能器受力片上，换能器固定于支架上，调整肌肉于自然拉长的长度。坐骨神经轻轻放在肌动器的刺激电极上。将张力换能器插入2通道。

(3) 打开 BL-420S 系统：

①"输入信号"→"2 通道"→"张力"。

②根据信号图形调整增益（放大倍数），扫描速度。

③刺激设置：串刺激、强度 1.0V、波宽 1.0ms、串长 5、刺激频率 1Hz。

(4) 启动刺激器，调整系统灵敏度，将肌肉收缩幅度调到可观察出为好，此时可观察到单个的单收缩波形。

(5) 改变刺激设置，逐步增加刺激频率（缩短波间隔），观察何时出现不完全强直收缩和完全强直收缩（图 3-12）。

图 3-12 刺激频率与收缩形式的关系
①单收缩 ②③不完全强直收缩 ④完全强直收缩

(6) 可同时记录肌电，观察当肌肉收缩出现融合时，肌电是否出现融合。方法是：将一绕成弹簧状漆包线尖端轻插入腓肠肌的近膝关节端的肌膜内，另一端轻剥漆层 0.5cm。生物电引导线插入 1 通道，将生物电引导线红线连于漆包线，蓝线接在膝关节处残留肌肉上。选择 1 通道输入信号为"肌电"，将刺激频率减慢（延长波间隔），重新启动刺激器，观察在何种刺激频率出现单收缩、不完全强直收缩和完全强直收缩，以及肌电变化情况和收缩的关系。

【注意事项】

(1) 经常给标本滴加任氏液，保持标本的良好兴奋性。

(2) 若刺激神经引起的肌肉收缩不稳定时，可直接刺激肌肉。

(3) 若肌肉收缩幅度较大超过了分区显示范围，可利用扩展屏幕功能。

【思考题】

(1) 本实验的刺激标记到肌肉收缩出现之间的时间称潜伏期，这段时间的长短有何意义？

(2) 刺激频率改变时，肌肉发生不同的收缩形式，当肌肉收缩发生融合时，肌电是否融合？

(3) 肌肉收缩的幅度与刺激频率的关系如何？

实验 7　肌电图描记

【实验目的】

学习肌电图的记录方法，观察和辨认正常肌电图波形。

【实验原理】

肌肉收缩前首先发生动作电位。用针形电极可以引导几个毫米范围内一个运动单位或亚单位的几十条肌纤维的电活动。人体是一个容积导体，用皮肤表面电极可引导多个运动单位的综合电活动。

【实验对象】

人。

【器材和药品】

针形电极、表面电极、生物电引导线、刺激输出线、导电膏、乙醚、碘酒、酒精、消毒棉球、医用胶布。

【操作步骤和观察项目】

(1) 在大鱼际肌表面用乙醚脱脂，用碘酒、酒精严格消毒。

生物电引导线插头插入 1 通道。

(2) 打开 BL-420S 系统。

①"输入信号"→"1 通道"→"肌电"。

②根据信号图形调整增益（放大倍数），扫描速度。

(3) 记录运动单位肌电（自发肌电）：

①接地电极固定于腕部皮肤。

②用生物电引导线分别连接针形电极的两极，接上腕部地线。

③将已消毒好的针形电极突然插入大鱼际肌皮肤时，出现一簇突发的肌电图，称插入电位，该电位持续时间短暂，一般不超过 100ms。

④让受试者对记录肌肉做轻微收缩，肌电图上可出现一个个彼此分开的动作电位，称运动单位电位，观察其波形、幅值和时程。

⑤让受试者用力收缩，此时整块肌肉都参加运动。每个运动单位放电频率大大增加，屏幕上出现大量运动单位互相重叠干扰，无法区分每个运动单位，称为干扰相（图 3-13）。

(4) 综合肌电：

①将涂有导电膏的银片引导电极（或不锈钢片）沿肌纤维走向（相距 2~3cm），用胶布贴附于大鱼际处的皮肤表面，接地电极固定于腕部皮肤。用生物电引导线连接上述电极。

②设置刺激器：单刺激，强度 1.0V，波宽 1ms。

③将刺激输出线正极刺激正中神经近端点（肱二头肌远端内侧、肱动脉旁），

图 3-13 不同程度用力时的肌电图
（1）轻度用力 （2）中等度用力 （3）最大用力

地线放在刺激电极后方。启动刺激器，屏幕上可出现大鱼际肌的综合肌电电位。

【注意事项】

（1）用针形电极时，电极和皮肤均需严格消毒。

（2）接地电极要与皮肤接触良好，以排除干扰。

【思考题】

（1）表面电极与针电极记录的肌肉电活动有何异同？

（2）肌电图能否反映运动神经的功能状态？

【肌电图与运动的联系】

肌电图（electromyography，EMG）可以评价神经肌肉的电学功能，不仅应用于临床、康复医学等对神经肌肉疾病的诊断，还应用于体育科学研究，对运动技术分析、肌肉收缩水平、肌肉疲劳状态、肌纤维类型预测等方面进行分析和评价。如运动中记录多块肌肉的表面肌电图（surface electromyography，sEMG），分析和判断主要动力肌群、协调肌群和拮抗肌群的动员顺序及活动强度，从而了解肌肉活动的协调性，可以为运动训练提供科学依据。

二、血 液

实验 8 血细胞比容的测定

【实验目的】

学习测定血细胞比容的方法。

【实验原理】

血细胞在全血中所占的容积百分比，称为血细胞比容。红细胞在血细胞中比例最大，因此，血细胞比容反映血液中红细胞数量的相对值。方法是在不改变血液组成比例的前提下抗凝血，然后用离心沉淀的方法使比重大的血细胞下沉，控制离心的转速和时间，使血细胞下沉后彼此压紧（相互之间无血浆）而又不改变血细胞的正常形态和容积，即可测定出血细胞占全血的容积百分比。

【实验对象】

家兔。

【器材和药品】

哺乳类动物手术器械一套（粗剪刀、手术刀、组织剪、直止血钳、弯止血钳、蚊式止血钳、眼科剪、眼科镊、玻璃分针、搪瓷碗、纱布、丝线、缚绳、气管插管）、10ml注射器、6号针头、离心机、天平、烘箱、动脉插管、动脉夹、25%氨基甲酸乙酯、草酸钾、草酸铵。

【实验动物】

家兔。

【操作步骤和观察项目】

(1) 从兔耳缘静脉缓慢注入25%氨基甲酸乙酯4ml/kg，使其麻醉后取仰卧位固定于手术台上。

(2) 在颈部从甲状软骨到胸骨上缘范围内剪毛。从甲状软骨下沿颈正中线切开皮肤，分离皮下组织和肌肉，暴露气管，分离出一侧颈总动脉，在气管和颈总动脉下穿线备用。

(3) 插气管插管：在甲状软骨下约3~4软骨环上做横切口，再向头端剪断1~2个软骨环（呈倒"T"字切口），用干棉球止血，插入气管插管，用线结扎固定。

(4) 插入动脉插管：用线结扎颈总动脉离心端，用动脉夹夹住颈总动脉向心端，用眼科剪在颈总动脉上剪一斜切口，将动脉插管插入颈总动脉，结扎固定，注意不要滑脱。

(5) 配制草酸盐抗凝剂：取草酸钾0.8g加草酸铵1.2g加蒸馏水至100ml。配成溶液后，每1ml血液可用0.1ml混合草酸盐抗凝剂，将抗凝剂加入分血管内，均匀沾遍分血管管壁，置于60~80℃烘箱中烘干备用。

(6) 采血：按分血管刻度采血。打开动脉夹，动脉血流入分血管，尽量精确至刻度处。轻轻摇晃使血液与抗凝剂充分混合。

(7) 离心：开动离心机时，速度由慢至快，逐渐达到3000r/min，离心30min后，再由快转慢，最后停止。

(8) 取出分血管，此时上面是淡黄色血浆，下面是红细胞，分界处有一白色薄层，是白细胞和血小板，观察血细胞占全血的容积百分比的刻度数。

【注意事项】

(1) 实验应在2h内完成，以免发生溶血和水分蒸发，影响结果的准确性。

(2) 实验后及时清洗用具。

(3) 烘箱温度不宜高于80℃，以免抗凝剂发生化学变化失去抗凝作用。

【思考题】

(1) 草酸盐抗凝血的机制是什么？

(2) 哪些情况可能导致血细胞比容改变？

实验9　红细胞渗透脆性试验

【实验目的】

学习测定红细胞脆性的方法，观察不同浓度的低渗盐溶液对红细胞形态和容积的影响。加深理解细胞外液渗透张力对维持红细胞正常形状与功能的重要性。

【实验原理】

红细胞细胞膜对水有通透性，但对无机离子通透性很低。将红细胞置于不同浓度的低渗盐溶液中，可以检查红细胞膜对低渗盐溶液的抵抗力，这种抵抗力的大小，可以作为红细胞渗透脆性的指标。抵抗力小，表示渗透脆性大；反之，表示脆性小。开始出现溶血的 NaCl 溶液浓度，为该血液标本红细胞的最小抵抗力，即最大脆性（通常在 0.40% ~ 0.44%），这表示那些脆性最大的红细胞开始破裂；出现完全溶血时的低渗 NaCl 溶液，则为该血液红细胞的最大抵抗力，即最小脆性（通常在 0.32% ~ 0.36%）。这表示脆性最小的红细胞完全破裂。生理学上将使红细胞能保持正常形状和容积的溶液称为等张溶液。等张溶液一定是等渗溶液，但等渗溶液（如 1.9% 尿素溶液）并不一定是等张溶液。

【实验对象】

家兔。

【器材和药品】

试管架、小试管（10mm×75mm）15 支、2ml 吸管 4 支、5ml 注射器、8 号针头、干棉球、显微镜、载玻片、盖玻片、1% NaCl、0.85% NaCl、蒸馏水、1.9% 尿素溶液。

【操作步骤和观察项目】

(1) 制备低渗盐溶液：取干净小试管 12 支，依次编号排列在试管架上，按下表分别用二支 2ml 吸管向各小试管内加入 1% NaCl 和蒸馏水，混匀，即得到从 0.68% ~ 0.24% 的 12 种不同浓度的低渗 NaCl 溶液（表 3-1）。

表 3-1　低渗 NaCl 溶液的配制

试管编号	1	2	3	4	5	6	7	8	9	10	11	12
1% NaCl（ml）	1.7	1.6	1.5	1.4	1.3	1.2	1.1	1.0	0.9	0.8	0.7	0.6
蒸馏水（ml）	0.8	0.9	1.0	1.1	1.2	1.3	1.4	1.5	1.6	1.7	1.8	1.9
NaCl 浓度（%）	0.68	0.64	0.60	0.56	0.52	0.48	0.44	0.40	0.36	0.32	0.28	0.24

(2) 再准备3支试管，分别加入1ml 0.85% NaCl，1ml 1.9%尿素溶液，1ml 蒸馏水。

(3) 采血：用5ml注射器在家兔耳缘静脉取血1ml，用干棉球止血（如是与"血细胞比容测定"同时做，可在上述实验的颈总动脉插管内放血1ml）。

(4) 采血后立即向上述15只试管内各加血一滴，血滴的大小要尽量保持一致，轻轻混匀。

(5) 先观察加入0.85% NaCl溶液、1.9%尿素溶液、蒸馏水三试管的变化，无色的溶液是否会变色？其余试管静置1h再行观察。可有以下情况出现：

①试管内液体完全变为透明红色，管底无细胞，说明红细胞全部破裂，称为完全溶血。

②试管内液体底部为混浊红色，表示有未破裂的红细胞，而上层出现透明红色，表示有部分红细胞破裂，释放了其中血红蛋白的称为不完全溶血。

③试管内液体底部为混浊红色，上层为无色透明液体，说明红细胞完全没有破裂。

(6) 记录该血液标本的红细胞脆性范围（即开始出现溶血时的NaCl溶液浓度与完全溶血时的NaCl溶液浓度）。

(7) 取0.85% NaCl中红细胞以及未完全溶血的低渗盐溶液中红细胞，放在载玻片上，盖上盖玻片，在显微镜下观察红细胞形态，比较其差别。

【注意事项】

(1) 配制不同NaCl溶液时应力求准确。

(2) 滴加血液时应尽量使滴加血量准确。

【思考题】

(1) 为什么红细胞在一定范围内对低渗溶液有一定抵抗力？其他细胞也有这么好的抵抗力吗？

(2) 同一个体的红细胞的渗透脆性为何不同？

(3) 为什么红细胞在等渗尿素溶液中会迅速发生溶血？

(4) 红细胞渗透脆性有何生理意义和临床价值？

实验10 红细胞沉降率试验

【实验目的】

学习红细胞沉降率的测定方法。

【实验原理】

红细胞是血液中数量最多的有形成分，红细胞在血液中比重最大，因而在体内抽出经过抗凝处理静置的血液中红细胞应该下沉，而在其上部析出血浆。但红细胞在血浆中沉降速度很慢，我们称之为红细胞的悬浮稳定性。通常以第1小时末红细胞下沉的距离（即析出的血浆高度）表示红细胞沉降的速度，称为红细胞沉降率，简称血沉。健康人的血沉在一个较小的范围内波动。许多病理情况下（如活动性结核、急性风湿热、癌症）血沉可明显增快，因此红细胞沉降率的测定具有临床诊断意义。

【实验对象】

家兔。

【器材和药品】

血沉管、固定架、小试管、试管架、5ml注射器、3.8%枸橼酸钠溶液。

【操作步骤和观察项目】

（1）在小试管中加入3.8%枸橼酸钠溶液2ml。

（2）兔耳缘静脉取血2ml，准确地将1.6ml注入小试管内，轻轻混匀，使血液和抗凝剂充分混合。

（3）取干燥的血沉管1支，从小试管内吸血到刻度"0"处，拭去管口外面的血液，垂直地竖立在固定架的橡皮垫上，固定在支架上，勿使血液由管下端漏出，注意血沉管不能倾斜，管内不应有凝血块和气泡。

（4）静置1h后，读取析出血浆高度即红细胞下降的毫米数，即为红细胞沉降率（mm/h）。

（5）小心取下血沉管，即时冲洗晾干。

【注意事项】

（1）抗凝剂应新鲜配制。

（2）所有器具均应清洁、干燥。

（3）自采血起，整个实验应在2h内完成。

（4）沉降率与温度有关，一定范围内，温度越高沉降率越快，故应在20~22℃室温下进行。

（5）红细胞沉降率的正常范围，男性为0~15mm/h，女性为0~20mm/h。

【思考题】

（1）为什么在某些疾病时红细胞下沉显著加快？

（2）血沉的生理变化如何？

实验11　血液凝固

【实验目的】

了解血液凝固的基本过程以及加速、延缓和防止血液凝固的因素。

【实验原理】

血液凝固是一种发生在血浆中的由多种凝血因子参与的生物化学反应过程。分为三个阶段，见图3-14。

图 3-14 血液凝固的三个阶段

不溶的纤维蛋白网罗了血细胞,结果是血液由流体状态转变为胶胨状态,形成了血凝块。

凝血酶原激活物的形成依赖于 X 因子激活,而 X 因子的激活可分为内源性和外源性两个途径,由此将血液凝固分为内源性和外源性两个凝血系统。前者指参与凝血过程的全部物质均存在于血液之中,后者指有血管外的其他组织的凝血因子参与。此外,血液凝固还受温度、接触面光滑程度的影响。

【实验对象】

家兔。

【器材和药品】

(1) 哺乳类动物手术器械一套(见实验 8 "血细胞比容的测定")。

(2) 10ml 注射器、6 号针头、试管架、小试管 6 支、50ml 小烧杯 2 个、100ml 烧杯、吸管、滴管、恒温水浴器、带橡皮刷的玻棒或竹签、棉花少许。

(3) 25% 氨基甲酸乙酯、25mmol/L $CaCl_2$ 溶液、肝素 8U/ml、草酸钾 1~2mg、石蜡油、碎冰块。

【操作步骤和观察项目】

(1) 按"血细胞比容测定"实验的方法麻醉、固定家兔,切开颈部皮肤,分离皮下组织,插气管插管,分离颈总动脉并插入动脉插管,需要放血时打开动脉夹放血。

(2) 观察纤维蛋白原在凝血过程中的作用:取兔动脉血约 10ml,分盛于两只小烧杯内,一杯静置,另一杯用带有橡皮条的玻棒或粗糙的竹签搅拌。5min 后,取出玻棒或竹签,用水冲洗,观察缠绕在玻棒上的纤维蛋白。比较两个烧杯的血液是否发生凝固。

(3) 观察影响血液凝固的因素:取干燥小试管 6 支,按表 3-2 安排不同的实验条件。放开动脉夹取血 10ml,分装于上述试管中,每管约 1.5ml,并立即开动秒表,每 30s 倾斜试管一次,直至血液凝固不再流动,记下血液凝固的时间。

表 3-2 血液凝固的观察项目

实验条件	制作方法	血液凝固时间
粗糙面	1. 试管内放棉花少许	
	2. 试管内预先用石蜡油润滑内壁	
温度	1. 保温于37℃水浴槽	
	2. 放于冰水浴槽中	
抗凝剂	1. 加肝素8U，摇匀	
	2. 加草酸钾1~2mg，摇匀	

（4）如果肝素管及草酸钾管不出现血凝，两管各加入25mmol/L $CaCl_2$ 2~3滴，观察血液是否会凝固。

【注意事项】

颈总动脉放血时，颈动脉插管中预留的血液弃之不用，取血管内流出的新鲜血液。

【思考题】

（1）肝素抗凝和草酸钾抗凝的机制有何不同？

（2）临床上外科手术时用温热生理盐水纱布按压出血部位止血的机制是什么？

实验12　出血时间测定

【实验目的】

学习出血时间的测定方法。

【实验原理】

出血时间是指从针刺使皮肤毛细血管破损后，血液自行流出到自行停止的一段时间。当毛细血管和小血管受伤时，受伤的血管可立即收缩，局部血流减慢，促使血小板黏着于血管的破损处，同时血小板释放出血管活性物质，加强血管的收缩和血小板的聚集。故测定出血时间可了解血管功能和血小板功能（包括质和量）是否正常。

正常人的出血时间为1~4min，出血时间延长常见于血小板数量减少者。

【实验对象】

人。

【器材和药品】

消毒采血针、滤纸条、秒表、消毒棉球、75%酒精。

【操作步骤和观察项目】

（1）以75%酒精棉球消毒耳垂或指端，用消毒采血针刺入2~3mm深，让血液自然流出，勿施加压力，自血液自然流出时起计算时间。

(2) 每隔半分钟用滤纸吸干流出的血液一次。注意吸水纸勿接触伤口。
(3) 计算出血时间：用滤纸上的血点数除以 2 即为出血时间。

【思考题】
出血时间延长的患者，血液凝固的时间是否一定会延长？

实验 13 凝血时间测定

【实验目的】
学习凝血时间测定方法。

【实验原理】
从血液离体至完全凝固所需的时间称为凝血时间。本次实验中血液离体后接触玻璃片（带负电荷）凝血过程始动，一系列凝血因子被激活，最后使纤维蛋白原转变为纤维蛋白。

凝血时间反映血液本身的凝血过程是否正常，凝血因子缺乏或严重的血小板减少，均可使凝血时间延长。正常人的凝血时间玻片法为 2~8min，试管法为 4~12min。

【实验对象】
人（玻片法）、家兔（试管法）。

【器材和药品】
消毒采血针、玻片、秒表、试管架、小试管 3 支、5ml 注射器 2 个、6 号针头、消毒棉球、消毒棉签、75% 酒精。

【操作步骤和观察项目】
(1) 玻片法：以 75% 酒精棉球消毒耳垂或指端，用消毒采血针刺入 2~3mm 后，让血液自然流出，用干棉球轻拭去第一滴血，待血液重新流出时，以清洁、干燥的玻璃片接取血液一大滴，立即开始计时，于 2min 后，每隔半分钟用针尖挑血一次，直至挑起细纤维蛋白丝为止，所需时间即为凝血时间。

(2) 试管法：将 3 支清洁、干燥小试管，排列于试管架上，以双空针法在兔耳缘静脉采血（当血液进入第一个注射器后，不要拔出针头，立即换另一个注射器）。开始计时，抽血 3ml，取下注射针头，沿管壁平均缓缓注入 3 支小试管中，血液离体 4min 后，每隔半分钟将第一管倾斜一次，观察血液是否流动，待第一管血液凝固后，再依次观察第二管、第三管，以第三管的凝固时间作为凝血时间。

【注意事项】
(1) 用针挑血时应沿一定方向自血滴边缘向里轻挑，半分钟一次，勿多方向挑动，以防破坏血液凝固时的纤维蛋白网状结构而造成不凝的假象。

(2) 如同时做出血时间、凝血时间测定，一般在不同部位刺两针分别进行，但如果第一针自然流血较多，也可接一大滴做凝血时间测定，半分钟后用滤纸吸血测定出血时间。

（3）采用试管法时，试管必须清洁、干燥，内径一致，静脉采血要顺利，不得混入组织液，血液不能产生泡沫，倾斜试管的动作要轻，角度要小。

【思考题】

试管法主要是反映内源性凝血还是外源性凝血？

实验 14　ABO 血型鉴定与交叉配血试验

【实验目的】

学习用标准血清鉴定 ABO 血型的方法，观察红细胞凝集现象，加深理解输血前认真进行血型鉴定和交叉配血试验的意义。

【实验原理】

血型就是红细胞膜上特异抗原的类型，血型分型的依据就是检查红细胞膜上特殊抗原（凝集原）的类型。在 ABO 血型系统中，标准血清是指用有较高效价的 A 型血和 B 型血制作的血清，利用 A 型标准血清（含抗 B 抗体，即抗 B 凝集素）和 B 型标准血清（含抗 A 抗体，即抗 A 凝集素）分别与受试者的红细胞混合，观察有无红细胞凝集现象，即可判定红细胞膜上所含的凝集原，从而确定其血型。在血型确定后，临床输血时尚需将同型血进行交叉配血，如无凝集现象，才能进行输血。

交叉配血试验是将供血者的红细胞与受血者的血清混合（称为交叉配血试验的主侧），再将供血者的血清和受血者的红细胞混合（称为交叉配血试验的次侧）。若主侧、次侧均无凝集，称完全配合，可安全输血；若主侧不凝，次侧凝，有条件时最好换一个血再做交叉配血，无条件换血则只能少量、缓慢输血；若主侧凝集，则绝对不能输血。

【实验对象】

人。

【器材和药品】

消毒采血针、注射器及针头、消毒棉签、消毒棉球、玻片、小试管、牙签、离心机、蜡笔、显微镜、碘酒、75%酒精、生理盐水、A 型及 B 型标准血清、滴管。

【操作步骤和观察项目】

（一）ABO 血型鉴定

（1）取 A 型、B 型标准血清各 1 滴，分别滴在玻片的两端，分别标明 A 和 B。

（2）用 75%酒精棉球消毒耳垂或指尖，用消毒采血针刺破皮肤，取 1~2 滴血于盛有 1ml 生理盐水的小试管中混匀，制成红细胞悬液，然后用消毒干棉球堵住针孔以防继续出血。

（3）用滴管吸取红细胞悬液，分别滴一滴于玻片上的血清中，注意勿使滴管尖端和血清相接触,用两支牙签分别混匀(如出血量少,亦可分别用两支牙签将血直接刮下,与玻片上的血清混匀。注意已经接触过血清的牙签不得再接触伤口血液)。

(4) 10min 后,用肉眼观察有无红细胞凝集反应,如无凝集反应,再用清洁牙签混合。30min 后,再在显微镜低倍镜下观察,根据凝集情况确定被检查者血型,见图 3-15。

图 3-15 ABO 血型鉴定结果示意图

(二) 交叉配血试验

1. 玻片法

(1) 选取两名 ABO 血型相同的受试者,确定一名为受血者,一名为供血者。

(2) 碘酒、酒精消毒皮肤,用消毒的干燥注射器分别抽取供血者、受血者静脉血各 2ml,将其中 1~2 滴加入装有 1ml 生理盐水的小试管中制成红细胞悬液,其余血液装入另一小试管中,待其凝固后离心析出血清备用。在试管上标上供血者、受血者标记。

(3) 在玻片两端分别标上"主""次"字样,在主侧分别加上供血者红细胞悬液和受血者血清各 1 滴,在次侧分别滴加供血者血清和受血者红细胞悬液各 1 滴,分别用牙签混合。15min 后观察结果,如两侧均无凝集表示配血相合。

2. 试管法

取试管 2 支,分别标上"主""次"字样,按玻片法加入相应内容,混匀后离心 1min（1000r/min），取出观察结果。

【注意事项】

（1）标准血清的瓶盖切勿盖错，吸红细胞悬液的滴管切勿混用，搅拌用的牙签，用后即弃，不得互相污染或混淆使用。

（2）红细胞悬液和标准血清须新鲜，否则易出现假阳性反应（凝集）。

（3）红细胞悬液不能太淡，否则可出现假阴性反应。

（4）凝集出现时间长短与红细胞膜上凝集原数量有关，例如与基因组合状况有关，同是 A 型，但基因型的 AA 型比 AO 型的 A 型凝集原多，因而凝集现象出现快。肉眼难以辨别凝集的应在显微镜下观察。

【思考题】

（1）如无标准血清，仅知某人的血型是 A 型或 B 型，可否利用这一条件鉴定一未知血型？

（2）为什么在血型相同的人之间进行输血，也要进行交叉配血试验？

（3）同一个供血者和受血者，第二次输血时还要做交叉配血试验吗？

【血型与运动的联系】

近年来，国内外有些学者对血型与性格、血型与运动素质等相关性的问题做了大量研究，并认为血型与运动员的性格、身体素质及从事的运动项目具有一定的相关性。有研究认为，A 型血者多具有吃苦耐劳的性格，其身体柔韧性、灵活性较好；B 型血者多具有胆大好胜、动作敏捷的特点，但不善于协作，更适合从事单项运动；AB 型血者多沉着冷静，速度素质较好；O 型血者多具有敢于拼搏的性格，具有较好的弹跳力和力量素质。这些研究结果可作为运动员选拔和培养的参考依据，更有利于运动员的成长和发展。

三、循　环

实验 15　蛙心起搏点分析

【实验目的】

通过结扎阻断窦－房兴奋传导或房－室兴奋传导，观察蛙心起搏点和心脏不同部位自律细胞自律性高低，以及温度对它们的影响。

【实验原理】

心脏的特殊传导系统具有自律性，不同部位的自律细胞自律性不同。哺乳类动物窦房结自律性最高，房室交界次之，浦肯野纤维最低。窦房结主导整个心脏的节律性兴奋和收缩，称为正常起搏点。两栖类动物心脏的正常起搏点是静脉窦，由于两栖类心脏对环境的要求低，故常选作实验动物。

【实验对象】

蟾蜍（或蛙）。

【器材和药品】

蛙类手术器械一套（见实验1）、蛙心夹、小试管、试管夹、酒精灯、水温温度计、滴管、任氏液。

【操作步骤和观察项目】

（1）取蛙一只，用探针破坏脑和骨髓，仰位固定在蛙板上。用粗剪刀剪开胸部皮肤并沿中线剪开胸骨，将胸骨向两侧牵拉，充分暴露心包和心脏。

（2）用眼科剪剪开心包膜，暴露心脏，识别左、右心房、心室、动脉圆锥、主动脉干（图3-16）。

（3）用玻璃分针将心脏向上翻转，在背面可见搏动的静脉窦、心房和心室。注意在静脉窦与心房交界处有一半月形白线，即窦房沟（图3-16）。

图3-16　蛙的心脏结构示意图

（4）观察静脉窦和心房、心室的跳动，并计数其跳动次数。

（5）用盛有35~40℃热水的小试管分别依次接触心室、心房和静脉窦以提高它们的温度，同时分别观察记录心跳频率的变化。

（6）在静脉窦和心房之间穿一丝线，在窦房沟部结扎以阻断窦-房传导，观察心房和心室跳动是否暂时停止？待心房和心室恢复跳动后，静脉窦、心房和心室跳动频率有何变化？

（7）在房室沟处穿一丝线，将房室沟结扎，以阻断房-室兴奋传导，观察心室是否暂时停止跳动，待心室恢复跳动后，分别记录静脉窦、心房、心室的跳动频率。由此得出结论，心脏的起搏点位于何处？

【注意事项】

（1）破坏中枢应彻底，防止上肢肌紧张，影响暴露视野。

（2）剪开心包应仔细，勿伤及心脏和大血管。

（3）实验中随时用任氏液润湿心脏表面。

（4）局部加温时温度不宜过高，以防损伤心肌。

（5）沿静脉窦边缘结扎时，扎线应尽量靠近心房端，以免损伤静脉窦或将部分静脉窦残留，影响实验结果。

（6）结扎后如心房和心室停跳时间过长，可用玻璃分针给心房和心室一机械刺激，或对心房、心室加温，促进心房和心室恢复跳动。

【思考题】

（1）根据蛙心静脉窦、心房、心室三者的不同收缩频率，可说明蛙心起搏点位于何处？

（2）为什么在刚结扎的时候，结扎下方的部分停止收缩，而后又会重新恢复跳动？

实验16　期前收缩与代偿间歇

【实验目的】

学习记录在体蛙心心跳曲线（心肌收缩曲线）的方法，观察在心肌收缩的不同时期给心脏以额外刺激后的反应，以了解心肌兴奋性变化的特征。

【实验原理】

心肌每发生一次兴奋后，其兴奋性会发生一系列周期性变化。与其他可兴奋组织相比，其特点是有效不应期特别长，几乎相当于整个收缩期和舒张早期。因此，在心肌的收缩期及舒张早期给予任何强大的外加刺激都不能引起心肌兴奋和收缩。心肌的相对不应期在其舒张中期，在此期给心脏一个较强刺激，可引起一个提前出现的兴奋和收缩，称期前兴奋和期前收缩。期前兴奋也有一个有效不应期。随后到达的正常起搏点的兴奋（窦性兴奋）往往正好落在期前兴奋的有效不应期内，因而不能引起心室肌兴奋和收缩，必须等到下一次正常起搏点的兴奋传来时才发生兴奋。因而在一次期前收缩之后，往往有段较长的心脏舒张期，称为代偿间歇。

【实验对象】

蟾蜍（或蛙）。

【器材和药品】

蛙类手术器械（见实验1）、张力换能器、刺激输出线、万能支架、连有细线和焊有漆包线的蛙心夹、双凹夹、任氏液。

【操作步骤和观察项目】

（1）破坏蛙的脑和脊髓，用大头针背位固定四肢于蛙板。

（2）自剑突两侧下颌角方向剪开胸部皮肤，用镊子提起胸骨，剪开两侧肌肉，再伸入胸腔，剪去胸骨，注意勿伤及心脏、血管。用镊子提起心包膜，剪开心包膜暴露心脏。

（3）将连有细线和焊有漆包线的蛙心夹在心舒张期夹住蛙心尖少许。

（4）将蛙心夹上细线连在张力换能器的受力片上。上移换能器，使线绷垂直，观察张力换能器上受力片轻微移动（图3-17）。张力换能器的插头插入1通道插孔。

图3-17 期前收缩装置

（5）打开BL-420S系统。

初次实验可直接进入"实验项目"→"循环实验"→"期前收缩-代偿间歇"。

①选择实验模块中期前收缩和代偿间歇。

②刺激设置：单刺激、强度3V、波宽5ms。

熟悉后可进入通用程序：

①1通道选"张力"。

②根据信号图形适当调整增益（放大倍数）、扫描速度。

③设置刺激器：单刺激，强度3V，波宽10ms。

（6）调整张力换能器位置，进一步拉紧连接心尖与张力换能器的丝线，根据屏幕上的曲线调整灵敏度。曲线上升支为收缩期，下降支为舒张期。

（7）开启刺激，将刺激输出电极先在骨骼肌上检查，确定有刺激输出，然后停止刺激，将输出线红线连在蛙心夹上的漆包线上（连接处应预先刮去漆层），白线夹在蟾蜍伤口处皮肤上，开始观察记录。

（8）开启刺激，观察当刺激分别落在心肌收缩曲线的各个部位时，是否有期前收缩和代偿间歇出现，如未出现，可适当调节刺激的强度和波宽。

【注意事项】

(1) 破坏脑和脊髓应完全，以免实验中动物活动影响曲线记录。

(2) 随时用任氏液润湿心脏。

(3) 注意保护张力换能器，不要过分牵拉，轻轻地提起心脏。

(4) 注意安放在心室上的刺激电极应避免短路。

(5) 正式刺激心脏时，应先在骨骼肌上检查刺激是否有输出以及输出的大小。

【思考题】

(1) 破坏脑和脊髓后，心脏为何还会跳动？

(2) 期前收缩后是否一定出现代偿间歇？

(3) 实验中可否同时记录心电图？如果可以，应如何操作？

实验 17 蛙心电图记录

【实验目的】

观察蛙心电图波形，观察记录位置对心电图波形的影响。

【实验原理】

心脏的电变化可通过导电的体液传导到体表，若将引导电极置于体表不同部位，便能记录心电活动的图形，这就是心电图。

【实验对象】

蟾蜍（或蛙）。

【器材和药品】

蛙类手术器械（见实验1）、心电导联线、任氏液。

【操作步骤和观察项目】

(1) 破坏蛙的脑和脊髓，用大头针背位固定四肢于蛙板上，再用1颗大头针插入蛙胸前的皮下，不要扎进肌肉。

将心电导联线的插头插入全导联心电输入口，心电导联线分别接在蛙四肢和胸前的大头针上（红线接右前肢，黄线接左前肢，绿线接左后肢，黑线接右后肢，白线接胸前）。

(2) 打开 BL-420S 系统。

1通道输入信号选"心电"，根据波形情况调整增益。

(3) 依次观察记录Ⅰ、Ⅱ、Ⅲ、aVR、aVL、aVF和V（胸前）导联。

【注意事项】

(1) 破坏脑和脊髓应彻底，使其肌肉完全松弛，以避免肌电干扰。

(2) 记录信号不好时，可轻刮大头针，以使导电良好。

(3) 如用小鼠记录心电图，可先将小鼠用0.3%戊巴比妥钠腹腔注射麻醉，按10ml/kg剂量腹腔注射，每只0.2~0.4ml。

(4) 如用家兔记录心电图,用3%戊巴比妥钠按1ml/kg剂量耳缘静脉麻醉。

【思考题】

(1) 从肢体或体表为什么能引导记录出心脏的电活动变化?

(2) 同一心脏的电活动变化为什么在不同导联的心电图波形不同?

实验18 蛙心容积导体实验

【实验目的】

了解容积导体的概念,观察心脏位置对心电图波形的影响。

【实验原理】

人体的组织和体液都可导电,且具有三维空间,因此人体即是容积导体。心脏即处于这容积导体中。当心肌兴奋时,其电变化可传到体表,当放置引导电极于不同体表位置时,可记录到不同的电位变化波形。为进一步证明容积导体现象,可将蟾蜍心脏取出来,放于任氏液中,仍然可以记录到类似的心电变化波形。

【实验对象】

蟾蜍或蛙。

【器材和药品】

蛙类手术器械一套、心电导联线、任氏液。

【操作步骤和观察项目】

(1) 破坏脑和脊髓,用大头针背位固定四肢于蛙板上(可利用做过心电图的蛙或蟾蜍)。

(2) 自剑突向两侧下颌角方向剪开胸部皮肤,用镊子提起胸骨,剪开肌肉,伸入胸腔,将胸骨从中剪开,打开心包膜,暴露心脏。

(3) 用心电导联线按右前肢——红,左前肢——黄,右后肢——黑,左后肢——绿的方式,连接固定四肢的大头针。心电导联线的插头插入全导联心电输入口。

(4) 打开BL-420S系统。

1通道输入信号选"心电",根据波形情况调整增益。

(5) 观察并记录一段正常心电图(选择Ⅱ导联)。

(6) 翻过心脏,认真辨别心房、静脉窦位置,不伤及静脉窦剪下心脏,放入盛有任氏液的培养皿。将心脏离开胸腔,观察心电图是否出现,然后按照原来的心脏位置放回去,观察心电图是否重新出现。

(7) 将蛙心尖朝向头端,观察心电图有无改变。

(8) 将心脏取出放入盛有任氏液的培养皿,把心电导联线的鳄鱼夹夹在培养皿四周,浸在任氏液中,观察能否记录到心电图,改变心尖方向,观察心电图的变化。

【注意事项】

（1）剪下心脏时，勿伤及静脉窦。

（2）任氏液以浸及心脏为宜。

（3）用鳄鱼夹夹住培养皿边缘时，为避免滑脱，可垫一点脱脂棉。

【思考题】

离体的心脏在一定条件下为什么仍然能记录到心电图？

实验19 蛙肠系膜微循环观察

【实验目的】

通过观察蛙肠系膜（或舌、肺、蹼等）的血管内血流情况，了解微循环的组成和血流特点，以及某些物质对外周血管舒缩活动的影响。

【实验原理】

蛙组织对环境条件的要求低，组织薄弱部位易透光，可在显微镜下直接观察微循环血流特点。可根据血流速度，是否呈轴流现象（即血细胞在血管中央流动），以及血流速度变化，区别动脉和静脉，毛细血管内只能允许血细胞单个通过。

【实验对象】

蟾蜍（或蛙）。

【器材和药品】

显微镜、有孔薄软木蛙板、蛙类手术器械（见实验1）、吸管、注射器、20%氨基甲酸乙酯（或乙醚）、任氏液、1:10 000去甲肾上腺素、1:10 000乙酰胆碱、1:10 000组织胺。

【操作步骤和观察项目】

（1）取蛙一只，称重，自尾部两侧皮下淋巴囊注射20%氨基甲酸乙酯溶液，按10ml/kg，每只2~3ml（或放入玻璃罩内用乙醚麻醉）。10min左右蛙进入麻醉状态。

（2）用大头针将蛙仰位固定于蛙板上。在下腹部一侧剪开一竖形切口，用眼科镊子轻轻拉出一段小肠，将肠系膜展开，并张于蛙板上的直径约5mm的小圆孔上，然后用数颗大头针将肠管固定在蛙板上。

（3）将肠系膜置于低倍镜下，分辨小动脉、小静脉和毛细血管并观察其中血流特点。

①小动脉：壁厚，血液较鲜红，血流从主干流向分支，流速快而不均匀，血管可见搏动。可观察到红细胞的轴流现象。

②小静脉：管壁薄，血液较暗红。血流方向是从肠管流向主干，即肠系膜中央。流速较动脉慢，但比毛细血管快，无搏动和轴流现象，偶尔有倒流现象。

③毛细血管：透明、血液色淡，最细的毛细血管中单个红细胞缓慢流过。可换

高倍镜观察。有些毛细血管时而出现，时而消失，因为毛细血管有开放和关闭两种状态。

（4）在视野标本上滴加 1:10 000 去甲肾上腺素 1~2 滴，观察血管口径、血流速度、毛细血管数量的变化。

（5）用任氏液洗去去甲肾上腺素，使血流恢复原来状态后，滴加 1:10 000 乙酰胆碱 1~2 滴，观察血管床和血流变化情况。

（6）用任氏液洗去乙酰胆碱，待血流恢复后，滴加 1:10 000 组织胺，观察血管床和血流变化。

【注意事项】

（1）手术操作轻柔，固定时避开血管，保护肠系膜洁净及视野清晰。

（2）经常滴加任氏液，以防肠系膜干燥。

（3）固定肠系膜时不宜牵拉太紧，以免阻断血流、损伤血管。

（4）若观察足蹼血管，宜用蛙，不宜用蟾蜍。

【思考题】

试分析去甲肾上腺素、乙酰胆碱、组织胺对血管的作用原理。

实验 20　蛙心灌流

【实验目的】

学习离体蛙心灌流方法，观察各种体液因素对心肌自律性和收缩性的影响。

【实验原理】

离体心脏如能保持适宜环境，仍能维持一定时间节律性跳动。蛙的心脏对环境的适应性强，在用任氏液提供与蛙细胞外液相似的内环境时，心脏可跳动较长时间，将心脏的跳动记录下来，可分析其自律性和收缩能力的变化。

【实验对象】

蟾蜍（或蛙）。

【器材和药品】

蛙类手术器械（见实验 1）、玻璃蛙心插管、蛙心夹、万能支架、吸管、小烧杯、张力换能器、任氏液、无钙任氏液、0.65% $NaCl$、2% $CaCl_2$、1% KCl、1:10 000 肾上腺素、1:10 000 去甲肾上腺素、1:10 000 乙酰胆碱、3% 乳酸、2.5% $NaHCO_3$。

【操作步骤】

（1）制备蛙心灌流标本：

①取蛙一只，破坏脑和脊髓，仰位固定于蛙板上。打开胸腔，暴露心脏。

②观察心脏的结构。心脏下方是心室（蛙只有一个心室），上方是两个心房。心室右上角连着动脉干，动脉干根部膨大为动脉圆锥，也称动脉球。动脉向上分成两支。将心脏翻向头侧，心脏背面两心房下面，可以看到颜色较紫红的膨大部分，

为静脉窦，相当于人的窦房结（参见实验15）。

③在动脉干下穿两条线，一条在动脉干上打一虚结备用，另一条置于腔静脉处打一虚结备用。

④在动脉干上选择一条较粗动脉分支，剪一"V"型切口，注意切勿剪断动脉。

⑤将充满任氏液的蛙心插管从切口经动脉插至主动脉球后稍退出，再沿主动脉球后壁向心室中央方向插入，经主动脉瓣插入心室腔内。此时可见插管内液面随心脏跳动而上下移动。将预先打好的松结扎紧，并将扎线固定在插管壁上的玻璃小钩上防止滑脱。及时地用吸管吸去插管内液体，更换新鲜任氏液，防止血凝块堵塞插管。

⑥小心提起插管和心脏，剪断与心脏相连的血管，注意勿伤及静脉窦。在静脉窦的远方可将腔静脉结扎。

图 3-18 蛙心灌流装置

（2）将制备好的蛙心灌流标本固定在铁支架上。用连有丝线的蛙心夹夹住蛙心。将连线缚于下方张力换能器受力片上的小孔，连线应保持垂直，松紧适度。张力换能器应向下方倾斜，防止任氏液流进张力换能器（图 3-18）。张力换能器插头插入1通道。

（3）打开 BL-420S 系统。

①1 通道选"张力"。

②根据信号图形适当调整增益（放大倍数）、扫描速度。

注意整个实验期间蛙心插管内任氏液平面须恒定。

【观察项目】

进入记录状态，在进行下述实验项目观察时，注意打好标记。

（1）观察正常心搏曲线。

（2）吸出蛙心插管内任氏液，加入 1% KCl 1~2 滴，观察心搏曲线变化。当心搏曲线发生变化时立即吸出，多次用新鲜任氏液冲洗。直至心搏恢复正常，以后每加一种药物照此操作。

（3）加入 1∶10 000 去甲肾上腺素 1~2 滴。

（4）加入 1∶10 000 乙酰胆碱 1~2 滴。

（5）加入 1∶10 000 肾上腺素 1~2 滴。

（6）换入无钙任氏液。

（7）加入 2% $CaCl_2$ 1~2 滴。

(8) 加入 2.5% $NaHCO_3$ 1～2滴。

(9) 加入3%乳酸1～2滴,当心搏曲线出现变化时加入1～2滴2.5% $NaHCO_3$,观察心搏的恢复过程。

(10) 换入任氏液,观察心搏曲线变化。

【注意事项】

(1) 进行各项观察时,应保持管内液平面高度一致。

(2) 注意吸取药物的吸管和冲洗新鲜任氏液吸管不得混用。

(3) 每次加药物时,先加1～2滴,用吸管混匀后如作用不明显再补加。

(4) 每次换药时都应使心搏曲线恢复后进行。

(5) 用任氏液冲洗应尽量迅速。

(6) 换能器头端应向下倾斜,以免液体进入换能器。

【思考题】

(1) 为什么蛙心插管的液面要保持一致?

(2) 试分析各种体液因素的作用原理。

实验21 蛙心室肌细胞动作电位

【实验目的】

学习用细胞内微电极记录蛙心室肌细胞动作电位的方法,观察心肌动作电位的特征,比较其与蛙心电图的对应关系。

【实验原理】

动作电位是心肌细胞兴奋的标志。由于心室肌细胞可看成一个功能性合胞体,所以任何一个心室肌细胞的动作电位均可代表心室肌的动作电位。

【实验对象】

蟾蜍(或蛙)。

【器材和药品】

蛙类手术器械一套(见实验1)、心电导联线、生物电引导线、刺激输出线、直径40μm的漆包线、大头针、滴管、培养皿、任氏液、1∶10 000肾上腺素、1∶10 000乙酰胆碱、2% $CaCl_2$ 溶液。

【操作步骤和观察项目】

(1) 破坏蛙脑和脊髓后,仰位固定于蛙板上。

(2) 沿前胸正中线剪开胸骨,暴露心脏,剪开心包膜,暴露心室。

(3) 将漆包线绕成3～5圈的螺旋状,一端焊在大头针上,将大头针钉在蛙板上,另一端用手术刀切成锐尖头,用虹膜镊(眼科镊)夹住轻轻插入心室肌内。

心电导联线的接法见实验17"蛙心电图记录"。将生物电引导线的正极连接在漆包线焊接好的大头针上,负极接左前肢,地线接右后肢。

(4) 打开 BL-420S 系统：

①1 通道输入信号选"心电"，2 通道输入信号选"动作电位"。

②选 50Hz 滤波。

③根据信号图形适当调整增益（放大倍数）、扫描速度、时间常数、高频滤波。

(5) 观察蛙心动作电位，同步观察动作电位和心电图的关系（图 3-19）。

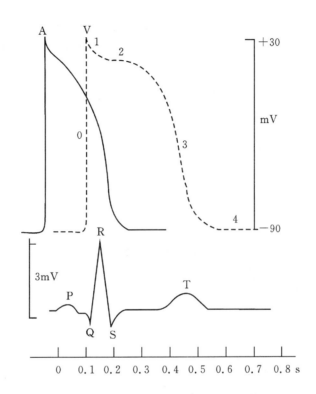

图 3-19 心肌动作电位和心电图的对应关系

A：心房肌动作电位　V：心室肌动作电位

①滴加 2% $CaCl_2$ 1~2 滴，观察蛙心动作电位的去极、复极过程，动作电位的频率变化。

②用任氏液冲洗心脏，使动作电位恢复后，滴加 1:10 000 肾上腺素 1~2 滴，观察蛙心动作电位波形和频率变化。

③用任氏液冲洗心脏，使动作电位恢复后，滴加 1:10 000 乙酰胆碱 1~2 滴，观察蛙心动作电位波形和频率变化。

【注意事项】

(1) 由于心脏在不断搏动，漆包线易于脱出，漆包线不宜太长。如波形不佳，可改变刺入部位和深度。

(2) 由于对心肌损伤较大，引导动作电位波形较小。

实验22 心音听诊

【实验目的】

初步掌握心音听诊方法,学会分辨第一和第二心音。

【实验原理】

心音是由于心肌收缩、瓣膜关闭等引起的振动产生,通过传导,可在胸壁用听诊器或耳直接贴在胸壁上听到。通常情况下,只能听到两个心音,第一心音和第二心音。

第一心音标志着心室收缩的开始,特点是音调较低,持续时间长,响度较大;第二心音标志心舒期的开始,音调较高,持续时间短,响度较低。

【实验对象】

人。

【器材】

听诊器。

【操作步骤和观察项目】

(1) 受试者安静端坐,解开上衣,露出胸部。

(2) 确定心音听诊部位(图3-20)。

图3-20 心音听诊部位

①二尖瓣听诊区:心尖部,即左锁骨中线内侧第5肋间,也可选择心尖搏动处。

②三尖瓣听诊区：胸骨左缘第 4 肋间或剑突下。

③主动脉瓣听诊区：胸骨右缘第 2 肋间。

④肺动脉瓣听诊区：胸骨左缘第 2 肋间。

（3）检查者戴好听诊器，右手拇指、食指和中指轻持听诊器胸件，置于受试者胸壁上（不要过紧或过松），按二尖瓣、主动脉瓣、肺动脉瓣及三尖瓣区顺次进行听诊。在胸壁任何部位均可听到两个心音。

（4）仔细区分第一心音和第二心音，可用手同时测试脉搏，与脉搏同时出现的为第一心音。

（5）比较不同部位两心音的强弱。

【注意事项】

（1）室内保持安静，如果呼吸音影响听诊，可嘱受试者暂停呼吸。

（2）听诊器的耳器方向应与外耳一致（向前），胶管勿与衣物摩擦。

（3）初次听诊，为更好地区别第一心音和第二心音，可选取心率较慢的对象进行。

【思考题】

（1）如何通过听诊第一心音和第二心音来界定心动周期？

（2）简述第一心音和第二心音的听诊特点。

实验 23　心率测定

【实验目的】

掌握人体心率的测定方法，观察不同生理状态下心率的变化。

【实验原理】

心率是指心脏每分钟搏动的次数。正常成人安静时心率为 60～100 次/分。

心率与年龄、性别、体质、运动训练水平和生理状态等因素有关。

安静时心率测定的常用方法有动脉触诊法、心音听诊法、心电图法。在一个心动周期中，由于心脏有节律地进行舒缩活动，动脉内的压力变化也发生周期性波动，从而引起动脉管壁与心脏周期性活动一致的搏动，并以波的形式沿管壁传向外周。因此，通过手指触摸身体浅表部位动脉搏动的速率，可以间接代表心率。心肌收缩时由于瓣膜的关闭及血液撞击心室壁和大动脉壁等引起的振动所产生的声音，通过周围组织的传导，可在胸壁用听诊器或耳直接贴在胸壁上听到。这是心率的直接测量法。心脏每次收缩之前都要经历一次电位波动，心脏的电变化可通过周围组织传导到全身，并用心电图机可记录出心电图。通过测量相邻两个心动周期中 P 波与 P 波或 R 波与 R 波的间隔时间，可计算出心率。

运动状态下，随着运动负荷的变化，心率也会发生相应变化。运动时常可通过心率表或心率无线遥测的方式测量心率。心率表常由一个置于胸部的传感器和一块腕表接收器组成。胸部的传感器可实现心率的无线监测并传送给腕表。心率遥测仪主要由一级发射装置、二级发射装置和接收装置三个部位组成，可用于监测、记录和分析运动员训练过程中心率的变化，可在多项运动项目比赛中对运动员心率进行实测。

【实验对象】

人。

【器材】

秒表、听诊器、心率表。

【操作步骤和观察项目】

1. 安静状态下心率测定

（1）动脉触诊法：

①被测者避免运动和兴奋，静坐5min。将右掌心向上，平放于桌面。

②检测者将食指、中指和无名指自然并拢，轻按于被测者桡动脉或肱动脉处，压力大小以能清楚触到动脉的搏动为宜。

③计数1min被测者的脉搏搏动次数，或者计数30s的脉搏搏动次数，再换算成1min的心率。

④通常脉搏与心率一致。但某些病理情况下，出现脉搏少于心率的情况，称为脉搏短促。

（2）心音听诊法：

①被测者避免运动和兴奋，静坐5min。取坐位或平卧位。

②检测者将听诊器胸件置于被测者心前区左侧第5肋间处，听取1min心率，或者听30s心跳次数，再换算成1min的心率。

（3）心电图法（详见人体心电图描记）。

2. 运动状态下心率测定

采用心率表测定：

①用胸带将心率表的传感器固定于被测者胸前。

②在腕表上设置测试开始，分别记录安静状态及运动状态下的心率。

【注意事项】

（1）在测量心率时，被测者保持情绪平稳、避免激动。

（2）用心率表测心率时，被测者避免穿尼龙衣服，以防干扰。

（3）用胸带固定心率表传感器前，先用75%酒精进行脱脂处理，以防绝缘不能成功发射信号。

【思考题】

（1）测定心率时常用触摸表浅动脉的方法，但为什么通常不选择按压颈动脉测定心率？

（2）出现脉搏短促可能的原因是什么？

【心率与运动的联系】

经常进行体力劳动和体育锻炼的人心率较慢。运动训练中运动员心率可达到 180～210 次/分，使心力储备能力得到较大提高。

实验 24　人体动脉血压的测定

【实验目的】

学习人体动脉血压的间接测定方法，正确测定人体肱动脉的收缩压和舒张压。

【实验原理】

动脉血压是指流动的血液对动脉血管壁的侧压力。通常血液在血管内流动时没有声音，如果血流过狭窄处形成涡流时，则会发出声音。当缚在上臂的袖带被充气加压，压力超过收缩压时，就会完全阻断肱动脉内的血流，此时在肱动脉下方既听不到声音也触不到桡动脉脉搏。然后逐渐放气降压，当袖带内压力略低于收缩压的瞬间，血液可在压力达到收缩压时，通过被压迫而变窄的肱动脉，形成涡流，发出声音，此时用听诊器在肱动脉远端可听到声音，也可触摸到桡动脉脉搏，此时血压计水银柱的读数为收缩压；当袖带内压力愈接近舒张压时，通过肱动脉的血量愈多，血流持续时间愈长，听到的声音越来越强而清晰，当袖带内压力稍低于舒张压时，血管内血流由断续变为连续，失去了形成涡流的因素，声音突然降低或消失，此时水银柱读数相当于舒张压。

【实验对象】

人。

【器材】

汞柱式血压计、听诊器。

【操作步骤和观察项目】

（1）受试者静坐 5min，脱去一侧衣袖，前臂平放于桌上，手掌向上，使上臂中段与心脏处同一水平。

（2）松开血压计橡皮球上螺丝帽，将袖带内空气放出后再将其旋紧，打开水银槽开关。

（3）将袖带缠于受试者上臂，袖带下缘应在肘窝上约 2cm，袖带松紧适宜。

（4）戴上听诊器，注意使耳器的弯曲方向和外耳道一致。在肘窝内侧触摸到动脉脉搏后，将听诊器胸件放于其上。

（5）右手持橡皮球，向袖带内打气加压，同时注意从听诊器听到的声音，在听不到脉搏音后再打气让水银柱再上升 20～30mmHg（1mmHg = 0.133kPa），然后打开气球螺丝帽，徐徐放气，在水银柱缓缓下降的同时仔细听诊，当出现第一声血管音时，血压计水银柱上的刻度值为收缩压。

（6）使袖带继续缓缓放气，可听到血管音由低变高，而后突然由高变低，最后完全消失，声音由高变低这一瞬间，水银柱上刻度值为舒张压（若以声音完全消失为准，则宜在此时水银柱上刻度加 5mmHg）。血压记录以收缩压/舒张压 mmHg 表示，例如某人的动脉血压为 120/80mmHg。

【注意事项】

（1）室内应保持安静。

（2）袖带充气加压后放气时，速度不宜太快，也不宜太慢，一般以每秒下降 2～5mmHg 为宜。

（3）听诊器放在肱动脉搏动处不能太重或太轻，更不能压在袖带下进行测定。

（4）动脉血压通常连续测 2～3 次，每次应间隔 2～3min，重复测量时，袖带内压力必须下降到零后才能重新加压打气。

（5）血压计用完后关上水银槽开关，驱尽袖带内气体，整齐卷好放入盒内，以免折断玻璃管。

【思考题】

（1）测量肱动脉血压，为何上臂中心部位应与心脏在同一水平？

（2）测量血压时，为何不能将听诊器胸件放在袖带下面？

（3）可否不用听诊器，用触诊桡动脉脉搏的方法确定收缩压值？

【血压与运动的联系】

运动员的血压水平一般在健康青年血压值范围内，但安静状态下运动员晨起卧床血压若比平时上升 20% 左右且持续两天，可视为身体机能下降或过度疲劳的表现。

实验 25　人体心电图描记

【实验目的】

了解人体体表心电图的描记方法、导联的连接方式，掌握人体正常心电图波形及其生理意义。

【实验原理】

心脏每次收缩之前，都要首先经历一次电位波动（动作电位）。人体是一个容积导体，因此，心脏的电变化将通过周围组织传导到全身，理论上用引导电极置于肢体或躯体任一体表位置，均可引导出心电变化，这就是心电图。为了进行比较，我们规定了一定的部位进行记录（即不同的导联），常用的有标准导联、加压单极肢体导联和单极胸导联。

标准导联：是最早使用的一种导联方式。导联Ⅰ：右臂——左臂，左臂作为引导电极，右臂为参考电极；导联Ⅱ：右臂——左腿，左腿为引导电极，右臂为参考电极；导联Ⅲ：左臂——左腿，左腿为引导电极，左臂为参考电极。

加压单极肢体导联：把引导电极分别置于右臂、左臂、左腿，而把左、右两臂和左腿的三个电极连接在一起而形成一个相对的无关电极（参考电极）。引导电极置于右臂时，把参考电极与右臂的联系断掉，即 aVR；引导电极置于左臂时，把参考电极与左臂的联系断掉即 aVL；引导电极置于左腿时，把参考电极与左腿的联系断掉，即 aVF；具体联系方式见图 3-21。

这样所测出的心电图形状不变，但其幅度可提高 50%。

加压单极胸导联：利用加压单极肢体导联的参考电极，将引导电极置于胸壁上，以 $V_1 \sim V_6$ 处作为引导电极（图 3-22）。

图 3-21 加压单极肢体导联的电极联系方式

图 3-22 单极胸导联电极位置图

V_1：胸骨右缘第 4 肋间处；V_2：胸骨左缘第 4 肋间处；V_3：V_2 与 V_4 两点连线的中点；V_4：左锁骨中线第 5 肋间处；V_5：左腋前线，同 V_4 水平；V_6：左腋中线，同 V_4 水平

【实验对象】

人。

【器材和药品】

心电图机、检查床、导电膏、分规、棉球、75% 酒精。

【操作步骤和观察项目】

（1）受试者安静、舒适地平卧于检查床上。

（2）将心电图机地线接好，预热 10min。

（3）安放电极：用 75% 酒精棉球擦净双侧腕关节屈侧皮肤、内踝上方皮肤；涂上导电膏，将引导电极与皮肤固定，固定方式是：红色——右手；黄色——左手；绿色——左足；黑色——右足；胸前区导联按图所示安放（图 3-22），一般先安放好胸导联 V_1、V_3、V_5，再安放 V_2、V_4、V_6。

（4）校正电压放大倍数：输入标准电压 1mV，准确调整使描笔刚好移动 10mm。

（5）描记心电图：用导联选择开关分别选择标准导联 Ⅰ、Ⅱ、Ⅲ，加压单极肢体导联 aVR、aVL、aVF，胸导联 V_1、V_2、V_3、V_4、V_5、V_6。每个导联记录 10 个波

形左右。

（6）测量与分析：心电图纸上的方格横坐标表示时间，每小格 0.04s，纵坐标表示电压，每小格 0.1mV。仔细辨认 P 波、QRS 波、T 波，用分规测量各波幅值，以及 P-R 间期（P 波起点至 QRS 波起点），Q-T 间期（QRS 波起点到 T 波终点）。

【注意事项】
（1）室内温度适宜，受试者全身放松，避免深呼吸动作，防止肌电干扰。
（2）心电图机接地良好。

【思考题】
（1）为什么心电图见不到心房复极波？
（2）有心电图是否一定有心肌收缩？

【心电图与运动的联系】
心电图现已广泛应用到运动医学领域，不仅用于运动员心脏疾患的诊断及运动机能的评定，还用于预防和监测运动员心脏异常以及指导训练。

在运动员心电图心律失常中，较为常见的是窦性心动过缓，即窦房结发出的节律性活动低于 60 次/分。多数窦性心动过缓的运动员心率为 40~60 次/分，少数心率<40 次/分。窦性心动过缓多见于长期从事耐力性训练运动项目的运动员，如马拉松和公路自行车的运动员，也可见于其他运动项目，如乒乓球、足球、跨栏、体操等。运动员窦性心动过缓是心脏对长期运动训练产生的适应性反应。但是，运动员也常会发生器质性心脏病变，运动员猝死率也高于普通人，因此，对运动员心电图进行判断时，应结合运动员全面综合检查结果加以考虑。

实验 26　心血管活动的神经体液调节

【实验目的】
学习动脉血压的直接测量法，观察神经、体液因素对心脏和血管的调节作用。

【实验原理】
动脉血压是心脏和血管功能的综合指标。动脉血压可提供很多心脏和血管功能变化的信息。生理状态下，哺乳动物血压的相对稳定主要依赖于压力感受性反射。压力感受性反射的感受器主要位于颈动脉窦和主动脉弓，传入神经分别是窦神经和主动脉神经（兔的主动脉神经在颈部自成一束，颈部上方再并入迷走神经），传向延髓的心血管中枢。通过调整心交感中枢、心迷走中枢和交感缩血管中枢的紧张性，从而改变传出神经（心交感神经、心迷走神经、交感缩血管神经）的传出冲动频率，调节心血管的活动，使血压相对稳定。任何能影响压力感受性反射弧的组成部分的刺激都能影响动脉血压。

心脏和血管的活动还受体液因素的调节，体液因素主要有肾上腺髓质分泌的肾上腺素（AD）和去甲肾上腺素（NE）。AD 和 NE 对心脏和血管的作用既有共同点，又有不同点。相同之处在于都能兴奋心肌 β_1 受体。不同之处在于对血管的作用，AD 既可和血管平滑肌上的 α 受体结合，也能和 β_2 受体结合，因此对血管的效应以其受体数量来确定；NE 主要和 α 受体结合，和 β_2 受体结合的能力很差，因此无论该血管以何种受体为主，都表现对血管的收缩作用。由于 AD 对外周阻力影响不大，因而静注时主要影响心脏，增加心输出量；而 NE 由于有广泛的血管收缩作用，静注时致外周阻力增大，血压升高，通过压力感受性反射而使心率减慢。

【实验对象】

家兔。

【器材和药品】

兔手术台、哺乳类动物手术器械（见实验8）、动脉插管、动脉夹、万能支架、保护电极、注射器（20ml、5ml、1ml）、干棉球、压力换能器、刺激输出线、三通管、3%戊巴比妥钠（或25%氨基甲酸乙酯）、肝素（8U/ml）、肾上腺素（1∶10 000）、去甲肾上腺素（1∶10 000）、乙酰胆碱（1∶10 000）、生理盐水。

【操作步骤】

（1）动物麻醉、固定：动物称重，用3%戊巴比妥钠1ml/kg（或25%氨基甲酸乙酯4ml/kg），从耳缘静脉缓慢注入，观察动物的角膜反射、四肢肌张力、呼吸和疼痛反射，麻醉后背位固定于兔手术台上。

（2）颈部手术：

①在颈部从甲状软骨到胸骨上缘沿颈正中线剪毛。从甲状软骨沿颈正中线切开皮肤7~8cm，分离皮下组织。在气管两侧寻找颈总动脉、颈迷走神经干、交感神经、减压神经，分别分离2~3cm，穿线备用（图3-23）。

图3-23 兔颈部血管、神经毗邻关系

②插气管插管：在甲状软骨约3~4软骨环上做横切口再向头端做纵切口，使切口呈倒"T"字形，用干棉球止血，插入气管插管，用线结扎固定。

③插入动脉插管：动脉插管与压力换能器的直管通过三通管相连，使压力换能器腔、动脉插管和大气相通，从压力换能器的侧管处三通管注入肝素溶液，排空气

体,关闭此三通管。找到分离出来的左颈总动脉,下方穿两根备用线,用动脉夹夹住颈总动脉向心端,用一根线结扎离心端(尽量靠头端),用眼科剪在靠结扎处向心脏方向剪一斜切口,将充满肝素的动脉插管插进颈总动脉,并用线结扎固定,注意不要滑脱,缓慢打开动脉夹和通向压力换能器的三通管。根据波形大小调整增益和显速。

(3)可从1通道同步记录兔心电图。

(4)仪器调试:

①2通道输入信号选择"压力",显示方式用连续扫描方式。

②刺激设置:连续单刺激、强度3V、波宽1ms、刺激频率默认10Hz。

血压稳定后开始记录,记录中进行刺激时应注意打上实验标记。

【观察项目】

(1)观察基础血压波形,如血压波形满意,可开始记录(表3-3)。一级波(心率波)频率与心率一致,幅度表示脉压;二级波(呼吸波)与呼吸周期有关;三级波不易观察到,与中枢紧张性有关。

(2)牵拉颈总动脉:用手拉住连接换能器一侧颈总动脉上方结扎线,向下牵拉(或用手指在下颌角处沿颈总动脉走行方向向头侧深处压迫颈动脉窦),观察血压、心率的变化(表3-3)。

表3-3 心血管活动调节的观察项目

观察项目	血压	心率
基础血压		
牵拉颈总动脉		
夹闭颈总动脉		
静注1:10 000 肾上腺素0.3ml		
静注1:10 000 去甲肾上腺素0.3ml		
静注1:10 000 乙酰胆碱0.2ml		
刺激减压神经外周端		
刺激减压神经中枢端		
刺激迷走神经外周端		

(3)夹闭颈总动脉:在未连换能器一侧颈总动脉下穿线,轻轻提起丝线,用动脉夹夹闭,使颈总动脉停止血流15s,观察血压、心率的变化(表3-3)。

(4)注射儿茶酚胺类物质(表3-3):

①从耳缘静脉注射1:10 000 肾上腺素0.3ml。

②从耳缘静脉注射1:10 000 去甲肾上腺素0.3ml,分别观察对血压、心率的影响。

（5）从耳缘静脉注射 1∶10 000 乙酰胆碱 0.2ml，观察血压、心率的变化（表 3-3）。

（6）刺激减压神经（表 3-3）：

①开启刺激器，先在肌肉上试验是否对肌肉有刺激。

②用保护电极勾住减压神经，启动刺激，观察对血压的影响。用两丝线分别结扎减压神经，在两结中间剪断减压神经，分别刺激中枢端和外周端，观察对血压的影响。

（7）刺激迷走神经，用保护电极勾住迷走神经，启动刺激，观察血压变化。用两丝线结扎迷走神经，在两结中间剪断迷走神经，分别刺激中枢端和外周端，观察对血压的影响（表 3-3）。

（8）观察刺激交感神经对耳血管网密度的影响。

①先观察比较两耳血管网。

②结扎右侧交感神经，并在其下方剪断，比较两耳血管的扩张程度和血管网密度。

③刺激交感神经外周端，观察右耳的血管扩张程度和血管网密度。

【注意事项】

（1）麻醉时注射不宜过快。耳缘静脉穿刺从远端开始，密切注意动物呼吸。

（2）手术中注意止血。

（3）每项实验观察都要在血压相对稳定后，再进行下一项实验。

（4）动物注意保暖。

（5）如使用耳缘静脉保留针头进行静脉注射，每次静脉注射药物后，立即再注射 0.5ml 生理盐水，防止残留在导管中的药物影响下一次实验结果。

【思考题】

试分析刺激完整的减压神经、完整的迷走神经效应与刺激减压神经中枢端、迷走神经外周端效应各有何意义？

实验 27　降压神经放电

【实验目的】

学习同步记录神经放电和动脉血压的方法。观察动脉血压变化与降压神经冲动发放频率的关系，加深理解降压反射的生理意义。

【实验原理】

降压反射是维持血压稳定的最重要反射。当血压升高或降低时，压力感受器的传入冲动也随之增多或减少，反射则相应增强或减弱。家兔主动脉弓压力感受器的传入神经在颈部自成一束，称为主动脉神经（或降压神经、减压神经）。可单独引导其放电，本实验通过从降压神经引导的神经放电和动脉血压变化比较，加强对降压反射的理解。

【实验动物】

家兔。

【器材和药品】

兔手术台、哺乳类动物手术器械（见实验8）、动脉插管、动脉夹、注射器（20ml、5ml、1ml）、压力换能器、神经放电引导电极、万能支架、保护电极、3%戊巴比妥钠（或25%氨基甲酸乙酯）、肝素（8U/ml）、肾上腺素（1∶10 000）、乙酰胆碱（1∶10 000）、利血平、生理盐水。

【操作步骤】

（1）麻醉固定：动物称重，3%戊巴比妥钠1ml/kg耳缘静脉注射（或25%氨基甲酸乙酯4ml/kg），待动物麻醉后，仰卧固定于手术台上。

（2）手术操作：

①清理手术野，切开颈正中皮肤7~8cm，分离皮下组织。分离出气管、双侧颈总动脉、迷走神经、降压神经，各穿线备用。尽量将降压神经剥干净，不要附着血管或其他组织。

②插好气管插管。

③记录动脉血压：左侧颈总动脉插入动脉插管，固定（方法见实验26）。

④记录降压神经放电：用玻璃分针轻轻地把降压神经放到引导电极上，在电极和周围组织之间衬一片用石蜡油浸过的滤纸片，以防电极和周围的组织接触。注意神经不可用力牵拉，地线接在动物颈部皮肤切口处。

（3）仪器调试：1通道输入信号选"神经放电"。也可选用"实验项目"中的"循环实验"→"减压神经放电"。音箱输入线插入监听插孔。

【观察项目】

（1）仔细听取降压神经放电类似火车开动的典型声音，观察降压神经放电频率与动脉血压的对应关系（图3-24、表3-4）。

图3-24 降压神经放电

上线：正常降压神经放电　下线：同步记录的动脉血压曲线

（2）参照实验26，牵拉颈总动脉离心端（或压迫颈动脉窦），观察动脉血压和神经放电的变化（表3-4）。

（3）夹闭另一侧颈总动脉，观察血压和神经放电的变化（表3-4）。

（4）静脉注射1:10 000肾上腺素0.3ml，观察血压和神经放电的变化（表3-4）。

（5）静脉注射1:10 000乙酰胆碱0.3ml，观察血压和神经放电的变化（表3-4）。

（6）静脉注射利血平2mg，观察血压和神经放电的变化（表3-4）。

表3-4 降压神经放电的观察项目

观察项目	血压变化	神经放电的变化
基础血压与神经放电		
牵拉颈总动脉		
夹闭一侧颈总动脉		
静注1:10 000肾上腺素0.3ml		
静注1:10 000乙酰胆碱0.3ml		
静注利血平2mg		

【注意事项】

（1）不要过分牵拉降压神经，注意保持神经湿润。

（2）注意神经和引导电极之间良好接触。

（3）仪器和动物良好接地。

（4）如果神经放电低，可将电极向外周端移动。

实验28　左心功能的测定

【实验目的】

学习使用心室导管监测左心室内压力变化，同步记录心电图和动脉血压，多指标评价左心室功能。

【实验原理】

左心室内压的变化直接反映了心脏泵血功能的情况。利用左心室内压经多媒体生物信号记录分析系统处理可得出每一心动周期中左心室收缩压、舒张压等多项参数。

【实验对象】

家兔。

【器材和药品】

兔手术台、哺乳类动物手术器械（见实验8）、动脉插管、心电导联线、压力换能器2个、刺激输出线、保护电极、万能支架、塑料心室内插管、注射器（20ml、5ml、1ml）、3%戊巴比妥钠（或25%氨基甲酸乙酯）、肝素（8U/ml）、生理盐水、肾上腺素（1:10 000）、乙酰胆碱（1:10 000）。

【操作步骤】

（1）称重、麻醉、固定。颈部手术，分离两侧颈总动脉、迷走神经，穿线备用。分离一侧股动脉，做动脉插管（参见实验26）。

（2）连接仪器：将心电导联线插头插入 BL－420S 系统的全导联心电输入口，导联线连接动物（参见实验17）。连有动脉插管的压力换能器的插头插入 CH3 输入接口。连有心室插管的压力换能器插头插入 CH2 输入接口。

（3）左心室插管：结扎左侧颈总动脉远心端，在近心端夹一动脉夹。在颈总动脉上做一切口，将连有灵敏压力换能器的塑料心室内插管充满肝素，在生物信号显示与处理系统的3通道选择压力，零负荷调整（自动回零）后，缓缓推进导管，并用丝线将血管及其内的导管打一活结，以防出血。在推进心室内插管的过程中，注意观察压力波形的变化和体会导管在接近主动脉瓣时遇到的血流冲击感。一旦出现典型的左室内压力波形（插管时有落空感），即停止推进，并将血管和插管结扎牢固。

（4）仪器调试：

①选择"实验项目"→"循环实验"→"血流动力学"，即1通道显示心电图，2通道显示左心室压力曲线，3通道显示动脉血压。

②适当调整各通道的增益（放大倍数），三个通道的扫描速度一样，可以为125ms/div。

③设置刺激器：连续单刺激，串间隔（或延时）10ms，强度3V，波宽1ms，波间隔0ms，串长1。刺激标记显示在4通道。

④打开分时复用区的"专用信息显示区"按钮，显示参数如下：

HR（心率）　　　　　SP（收缩压）

DP（舒张压）　　　　AP（平均压）

LVSP　左心室收缩压

LVDP　左心室舒张压

LVAP　左心室平均压

LVEDP　左心室舒张末期压

dp/dtmax　左室内压最大上升速率

－dp/dtmax　左室内压最大下降速率

Vpm　左室心肌收缩成分实测最大缩短速度

Vmax　心肌收缩零负荷时缩短速度

V40　左心压力为40mmHg时心肌收缩缩短速度

t－dp/dtmat　左室开始收缩至dp/dtmax的间隔时间

【观察项目】

（1）观察心电图、动脉血压及左心室内压波形及其相互的对应关系（图3－25）。

（2）电刺激迷走神经外周端5～15s，观察各参数的变化。

（3）静脉注射1∶10 000乙酰胆碱0.3ml，观察各参数的变化。

（4）静脉注射1∶10 000肾上腺素0.3ml，观察各参数的变化。

图3-25 家兔血流动力学
上：Ⅱ导联心电图 中：左心室内压 下：动脉血压

【注意事项】
（1）为预防血液凝固，可静脉注射适量肝素。
（2）心室插管口径不宜太大，尖端不要太尖，以防损伤血管和心室壁。
（3）进行左心室插管，应一边观察压力波形一边缓缓推进心室内插管。

实验29 传出神经系统药物对心血管活动的影响

【实验目的】
学习动脉血压的直接测量法，观察拟肾上腺素药、抗肾上腺素受体药及抗胆碱药对心脏和血管的影响，观察药物的药理作用和药物之间的拮抗作用。

【实验原理】
动脉血压是心脏和血管功能的综合指标。动脉血压可提供很多心脏和血管功能变化的信息。拟肾上腺素药、肾上腺素受体拮抗剂及M-受体阻断剂通过作用于心脏和血管上的相关受体可改变心脏和血管的活动，表现为血压的变化。

【实验对象】
家兔。

【器材与药品】
兔手术台、哺乳类动物手术器械、动脉插管、动脉夹、气管插管、万能支架、保护电极、注射器（20ml、5ml）、丝线、3%戊巴比妥钠（或25%氨基甲酸乙酯）、肝素（8U/ml）、肾上腺素（0.01%）、去甲肾上腺素（0.01%）、异丙肾上腺素（0.01%）、普萘洛尔（0.1%）、酚妥拉明（0.04%）、乙酰胆碱（0.01%）、阿托品（0.02%）、生理盐水。

【操作步骤】

(1) 动物称重,用3%戊巴比妥钠1ml/kg(或25%氨基甲酸乙酯4ml/kg),从耳缘静脉缓慢注入,麻醉后背位固定于兔手术台上。在颈部从甲状软骨到胸骨上缘沿颈正中线剪毛。

(2) 颈部手术:

①从甲状软骨沿颈正中线切开皮肤7~8cm,分离皮下组织。在气管两侧寻找颈总动脉、颈迷走神经干、交感神经、减压神经,分别穿线备用。

②插气管插管:在甲状软骨约3~4软骨环上做横切口再向头端做纵切口,使切口呈倒"T"字形,用干棉球止血,插入气管插管,用线结扎固定。

③插入动脉插管:将压力换能器充满肝素溶液,排空气体,选择 BL-420S 系统的2通道,输入信号选择"压力",负荷为零时自动回零(调零时压力换能器的三通管打开,使压力腔与大气相通,即负荷为零)。用动脉夹夹住颈总动脉向心端,用线结扎离心端,用眼科剪朝向心端剪一斜切口,在压力换能器的侧管注入抗凝剂溶液,排尽空气,关闭三通,将直管的塑料管插进颈总动脉结扎固定,注意不要滑脱,打开动脉夹和通向压力换能器的三通管。根据波形大小调整增益和扫描速度。

(3) 可从1通道同步记录兔心电图。

(4) 仪器调试:参见实验26。

【观察项目】

(1) 观察基础血压波形,如血压波形满意,可开始记录(一级波与心率波一致,频率表示心率,幅度表示脉压;二级波与呼吸周期有关;三级波不易观察到,与中枢紧张性有关)。

(2) 给药后结果记录,参见表3-5。

表3-5 给药种类、顺序和结果记录

注射药物的种类和顺序	血压的变化	心率的变化
肾上腺素 (0.01%) 0.1ml/kg		
去甲肾上腺素 (0.01%) 0.1ml/kg		
异丙肾上腺素 (0.01%) 0.1ml/kg		
普萘洛尔 (0.1%) 0.5ml/kg 后肾上腺素 (0.01%) 0.1ml/kg		
普萘洛尔 (0.1%) 0.5ml/kg 后去甲肾上腺素 (0.01%) 0.1ml/kg		
普萘洛尔 (0.1%) 0.5ml/kg 后异丙肾上腺素 (0.01%) 0.1ml/kg		
酚妥拉明 (0.04%) 0.1ml/kg 后肾上腺素 (0.01%) 0.1ml/kg		
酚妥拉明 (0.04%) 0.1ml/kg 后去甲肾上腺素 (0.02%) 0.1ml/kg		
酚妥拉明 (0.04%) 0.1ml/kg 后异丙肾上腺素 (0.01%) 0.1ml/kg		
乙酰胆碱 (0.01%) 0.1ml/kg		
阿托品 (0.02%) 0.1ml/kg 后刺激迷走神经		

【注意事项】

(1) 麻醉时注射不宜过快。耳缘静脉穿刺从远端开始,密切注意动物呼吸。

(2) 手术中注意止血。

(3) 每项实验观察都要在血压相对稳定后,再进行下一项实验。

(4) 动物注意保暖。

(5) 如使用耳缘静脉保留针头进行静脉注射,每次静脉注射药物后,立即再注射 0.5ml 生理盐水,防止残留在导管中的药物影响下一次实验结果。

【思考题】

给予受体阻断剂后再给激动剂血压的变化为什么与只给激动剂时不同?

四、呼 吸

实验 30 呼吸运动的调节和胸内负压的测定

【实验目的】

学习呼吸运动的描记和胸内负压的测定方法,观察各种因素对呼吸运动的影响。

【实验原理】

正常的节律性呼吸运动,是在呼吸中枢的控制下进行的。每个呼吸周期中,肺内压都会发生周期性的波动。因此,可以用肺内压作为呼吸运动观察指标。平静呼吸时,胸膜腔内的压力也发生周期性的变化,但始终低于大气压,称为胸内负压。可用水检压计进行直接测定。

【实验动物】

家兔。

【器材和药品】

兔手术台、哺乳类动物手术器械(见实验8)、注射器(20ml、5ml)、50cm 长橡皮管、保护电极、水检压计、压力换能器(也可用张力换能器)、刺激输出线、生理盐水、25% 氨基甲酸乙酯溶液(或 3% 戊巴比妥钠)、3% 乳酸、装入球胆的 CO_2。

【操作步骤】

(1) 麻醉固定:动物称重,用 25% 氨基甲酸乙酯 4ml/kg 耳缘静脉注射(或 3% 戊巴比妥钠 1ml/kg),麻醉后背位固定在手术台上。

(2) 手术操作:

①清理手术野,沿颈部正中线切开皮肤 5~6cm,分离皮下组织,分离气管,插入气管插管,结扎固定。将压力换能器用橡皮管(约5cm)连于气管插管,适当封闭气管插管的另一开口。若为呼吸流量换能器,不用封闭气管插管。

②分离双侧迷走神经，穿线备用。

(3) 仪器调试：

①打开生物信号记录分析系统。

②输入信号的选择："输入信号"→"1通道"→"压力"。

③根据信号图形适当调整增益（放大倍数）、扫描速度。

④刺激设置：连续单刺激，强度3mV，波宽1ms，频率10Hz。

【观察项目】

(1) 观察呼吸运动曲线（表3-6）。

(2) 缺氧：将气管插管的侧管通过一个钠石灰瓶，该瓶与有一定空气的球胆相连，使动物呼吸球胆中的空气，呼吸一段时间，球胆中的氧气明显减少（但CO_2含量未增多），观察呼吸的变化（表3-6）。

(3) 增加吸入CO_2浓度：将装有CO_2的球胆管口插入气管插管的侧管，打开球胆管的夹子，使一部分CO_2随着吸气进入气管（表3-6）。

(4) 增大无效腔：将50cm长的橡皮管接在气管插管的一侧，动物通过此橡皮管进行呼吸。呼吸发生明显变化后，去掉长橡皮管（表3-6）。

(5) 血液pH下降：由耳缘静脉快速注入3%乳酸0.3ml，观察呼吸运动的变化（表3-6）。

(6) 迷走神经在呼吸运动中的作用：双结扎双侧迷走神经，先切断一侧迷走神经，观察呼吸运动变化，再切断另一侧，观察呼吸运动的变化；然后刺激一侧迷走神经的向中端，观察呼吸运动的变化（表3-6）。

(7) 将水检压计穿刺针头从左侧锁骨中线第3或第4肋间隙沿肋骨上缘刺入胸膜腔，观察胸内压的大小及随呼吸运动而变化的情况（表3-6）。

(8) 注射尼可刹米50mg，观察呼吸变化（表3-6）。

表3-6 呼吸运动调节的观察项目

观察项目	呼吸频率	呼吸幅度
基础呼吸运动曲线		
夹闭窒息		
缺氧		
增加吸入气CO_2浓度		
增大无效腔		
静注3%乳酸0.3ml		
切断单侧迷走神经		
切断双侧迷走神经		
静注尼可刹米50mg		

【注意事项】

(1) 插气管插管时注意止血,并注意清理气管内的血液和分泌物。

(2) 刺激迷走神经时,应先在肌肉上检查刺激输出的大小,调整刺激强度。太小不出现效应,太大则易引起动物躁动。

(3) 静脉注射乳酸时,注意不要将乳酸漏于血管外刺激动物引起躁动。

(4) 吸入 CO_2 时,应缓慢放开装 CO_2 球胆的夹子,以免 CO_2 浓度增加过快。

(5) 记录胸内负压时,切口不宜过大,动作应迅速,以免空气漏入胸膜腔过多。不要插得过深过猛,以免刺穿肺组织,形成气胸和出血过多。

(6) 每项观察前应有正常呼吸曲线作为对照。每项观察时间不宜过长,出现效应后立即停止。

(7) 气管插管的通气状态在全过程中不得变动,以免影响实验结果分析。

【思考题】

(1) 平静呼吸时,胸内压为何始终低于大气压?

(2) 气胸时,胸内压如何变化?

实验 31　膈神经放电(膈肌放电)

【实验目的】

同步记录呼吸运动和膈神经放电,比较二者之间的关系,加深对呼吸节律来源的认识。

【实验原理】

正常的节律性呼吸运动来自呼吸中枢。呼吸中枢的活动通过传出神经膈神经和肋间神经引起膈肌和肋间肌的收缩。用引导电极引导膈神经作电位发放(放电)(或记录膈肌放电),都可作为呼吸运动的指标。

【实验动物】

家兔。

【器材和药品】

兔手术台、哺乳类手术器械(见实验 8)、神经放电引导电极、万能支架、注射器(20ml、5ml)、25% 氨基甲酸乙酯(或 3% 戊巴比妥钠)、生理盐水、装入球胆的 CO_2、尼可刹米。

【操作步骤】

(1) 麻醉固定:称重,用 25% 氨基甲酸乙酯 4ml/kg(或 3% 戊巴比妥钠 1ml/kg)耳缘静脉注射麻醉,麻醉后背位固定于手术台上。

(2) 手术操作:

①在颈部剪毛,沿颈正中线切开皮肤 5~6cm,分离皮下组织,插好气管插管。分离出两侧迷走神经,穿线备用。

②分离膈神经：在一侧颈部的胸锁乳突肌和颈外静脉之间向深处分离直到脊柱肌，可见脊柱外侧粗大横行的臂丛神经，在颈椎旁的肌肉上可见一细的垂直下行的神经分支，在较粗大的臂丛神经的内侧横过并与之交叉，与气管平行进入胸腔。用玻璃分针将膈神经分离约2cm，穿线备用。

（3）仪器调试：将膈神经放置于悬空的神经放电引导电极上，输入1通道，将颈部一侧皮肤接地。

1通道选"神经放电"。音箱输入线插入监听插孔。

①打开BL-420S系统。

②输入信号的选择："输入信号"→"1通道"→"神经放电"。

③根据信号图形适当调整增益（放大倍数）、扫描速度。

【观察项目】

（1）观察膈神经放电与呼吸运动的关系。注意放电的群集性、放电频率和持续时间、放电的时间与吸气相的时间关系（图3-26）。仔细听取膈神经放电的典型声音。

（2）静脉注射尼可刹米1ml（50mg），观察膈神经放电和呼吸运动的关系。

（3）可将"呼吸运动的调节"实验中所有项目逐一进行观察。

【注意事项】

（1）分离膈神经动作要轻柔，不能损伤神经，分离要干净。

（2）引导电极尽量放在膈神经外周端，以便信号不好时向中枢端移动。

（3）若膈神经记录不成功，可改记录膈肌放电。用两个注射针头沿肋缘刺入膈肌，注意不要穿透刺破肺脏。用生物电引导线引导膈肌放电（打开生物信号记录分析系统后，通道选择的输入信号为"肌电"，其余操作如膈神经放电）。

【思考题】

膈神经和迷走神经在呼吸运动的调节中各有何作用？

图3-26 膈神经放电

上：正常膈神经放电　下：同步记录呼吸曲线

五、消　化

实验 32　消化道平滑肌的生理特性

【实验目的】

利用哺乳类动物离体小肠进行灌流，观察小肠平滑肌的一般生理特性以及内环境变化对收缩的影响。

【实验原理】

离体小肠如能置于相当于其内环境的灌流液中（哺乳类动物离体小肠采用台氏液），仍能在一段时间内保持正常功能。可观察到小肠平滑肌的自律性收缩。当内环境变化时，这种收缩的形式和程度都会发生变化。

【实验动物】

家兔。

【器材和药品】

恒温平滑肌槽、张力换能器、双凹夹、台氏液、无钙台氏液、肾上腺素（0.01%）、乙酰胆碱（0.01%）、阿托品、普萘洛尔、NaOH（1mol/L）、HCl（1mol/L）。

【操作步骤】

（1）准备恒温平滑肌槽：恒温平滑肌槽的主要部分是一个允许台氏液进出的带有放液阀的实验药筒。该实验药筒置于恒温水浴中。水浴内温度恒定在 38~39℃ 之间。用气量调节旋钮调节进入实验药筒的气体量，以适应实验的需要（图 3-27）。

图 3-27　恒温平滑肌槽示意图

(2) 制备离体小肠标本：用木槌猛击兔头枕部，使其昏迷，打开腹腔，在胃与十二指肠交界处用线结扎，将与肠管相连的肠系膜沿肠缘剪去，在近胃侧剪断肠管，向下取出约 20cm 长的肠管。把离体肠管在 4℃ 左右的台氏液中洗净，用注射器抽取台氏液冲洗肠腔，然后将肠管剪成 2~3cm 的小段，浸泡于 4℃ 台氏液中备用。

(3) 取一段制备好的肠段，两端用线结扎，一端系于实验药筒的标本固定钩上，另一端系于张力换能器上，适当调节换能器的高度，使肠段勿过紧或过松。注意勿与周围管壁接触。

(4) 仪器调试：将张力换能器输入端插入 BL-420S 系统前面板 CH2 通道或其他通道，输入信号选"张力"，调节增益（放大倍数），以能记出自动收缩曲线为好。

【观察项目】

(1) 记录小肠平滑肌的自动收缩曲线。注意观察收缩的频率和收缩的幅度。

(2) 在槽内加入 0.01% 肾上腺素 1~2 滴，观察小肠收缩有何变化。待作用出现后，立即用新鲜 38℃ 台氏液冲洗，使小肠收缩恢复正常。

(3) 加入 0.01% 乙酰胆碱 1~2 滴，作用出现后，迅速按上法冲洗。

(4) 先加入 0.01% 阿托品 2~4 滴，2min 后，再加入 0.01% 乙酰胆碱 1~2 滴，观察小肠活动情况，并与上一项进行比较。作用出现后立即进行冲洗。

(5) 先加入普萘洛尔 1mg，2min 后，加 0.01% 肾上腺素 1~2 滴，观察小肠活动情况，并与第 2 项进行比较。迅速冲洗直至小肠运动恢复正常。

(6) 加入 1mol/L NaOH 2~3 滴，观察小肠收缩情况，出现变化后立即冲洗使其恢复正常。

(7) 加入 1mol/L HCl 2~3 滴，观察小肠收缩变化，冲洗肠段，使其恢复正常。

(8) 用无钙台氏液冲洗小肠（尽量充分冲洗），观察小肠收缩。

(9) 用 0.01% 乙酰胆碱 2~3 滴滴入，观察小肠运动变化。如仍无变化，再用含钙台氏液冲洗，直至收缩恢复。

(10) 再次加入 0.01% 乙酰胆碱，观察收缩是否加强。

(11) 降低恒温平滑肌槽水浴温度至 25℃，观察小肠收缩情况，再将温度升至 38℃，观察小肠收缩情况。

【注意事项】

(1) 家兔先禁食一段时间，实验前 1h 饲喂青菜，肠运动情况较好。

(2) 每次加药液之前，预热试管内准备好 38℃ 的新鲜台氏液，效果出现后，立即进行充分冲洗。每次实验记录时，台氏液的液面须保持一致。

(3) 上述加药量系参考值，可根据实验药筒内台氏液的多少以及肠管的兴奋性变化而增减。

(4) 通气速度不宜太快，以看到单个气泡陆续出现为宜。不要因为气体的进入影响小肠运动的记录。

【思考题】

（1）离体小肠的运动和离体蛙心的收缩对环境所需条件有何不同？

（2）Ca^{2+}在小肠收缩中有何作用？

实验33 胃肠运动的观察

【实验目的】

通过描记兔在体胃内压力的测定，了解胃的运动情况及其调节机制；同时可在胃肠表面滴加化学物质，以观察对胃肠运动的影响。

【实验原理】

胃肠平滑肌都有自动节律性。当其发生自发运动时可以出现胃肠压力的变化。可以以胃内压力为指标，观察胃的运动情况。在整体情况下，胃肠运动接受自主神经系统的控制和体液因素的影响。

【实验动物】

家兔。

【器材和药品】

兔手术台、哺乳类动物手术器械（见实验8）、刺激输出线、保护电极、压力换能器、带气囊的导尿管、注射器（20ml、5ml）、滴管、25%氨基甲酸乙酯（或3%戊巴比妥钠）、0.01%乙酰胆碱、0.01%肾上腺素、阿托品、生理盐水。

【操作步骤】

（1）称重、麻醉、固定：用25%氨基甲酸乙酯4ml/kg（或3%戊巴比妥钠按1ml/kg）耳缘静脉注射麻醉，背位固定。

（2）颈部手术：插好气管插管，分离出左侧迷走神经，穿线备用。

（3）描记胃运动：将前端缚有小气囊的导尿管由口腔经食管插入胃内，随时注意兔呼吸变化，防止插入气管，一般插入约20cm即进胃内。将导尿管的另一端放入水中，没有气泡发生，家兔呼吸平稳，表示未误入气管。用三通管向气囊内打入气体，使囊内压力上升到7~8mmHg，用压力换能器将气囊内压力输入生物信号记录分析系统。

（4）仪器调试：

①打开生物信号记录分析系统。

②输入信号的选择："输入信号"→"1通道或者其他通道"→"压力"。

③根据信号图形适当调整增益（放大倍数）、扫描速度。

④刺激设置：连续单刺激、延时（调至最小）0.05ms、强度3.0V、波宽1ms、频率10Hz。

【观察项目】

（1）观察基础状态下胃运动波形。

（2）电刺激左侧迷走神经离中端，观察胃运动变化。

（3）耳缘静脉注射0.01%乙酰胆碱0.5ml，观察胃运动的变化。

（4）耳缘静脉注射0.01%肾上腺素0.3ml，观察胃运动变化。

（5）先静脉注射0.5～1.0mg阿托品，观察胃运动变化。再重复观察项目的（2）项和（3）项，观察结果有何不同。

（6）针刺家兔胫前结节下1cm处（相当于人的"足三里"位置），轻度捻转，观察胃运动的变化。

（7）沿腹正中线切开皮肤，分离皮下组织，沿腹白线打开腹腔，充分暴露胃肠，直接观察胃和小肠的运动。注意胃的形状、紧张度、有无运动；小肠的运动形式，有无分节运动、蠕动。

（8）电刺激迷走神经离中端，观察胃和小肠运动的变化。

（9）直接在胃和小肠表面滴加0.01%乙酰胆碱，观察其运动变化。

（10）直接在胃和小肠表面滴加0.01%肾上腺素，观察胃肠运动变化。

（11）先静注阿托品0.5mg，再刺激迷走神经离中端，观察胃肠运动变化。

【注意事项】

（1）麻醉宜浅，随时用温热生理盐水保持胃肠表面湿润。

（2）每进行一项实验后，应等待胃运动基本恢复稳定，再进行下一项观察。

【思考题】

使用阿托品前后，刺激迷走神经离中端和注射乙酰胆碱的胃运动变化有何不同？机理为何？

实验34 胆汁分泌的调节

【实验目的】

学习记录胆汁分泌量的方法，观察迷走神经和体液因素对胆汁分泌的影响。

【实验原理】

胆汁是由肝细胞分泌的。在非消化期，肝胆汁流入胆囊储存。消化期，肝胆汁直接进入十二指肠，同时胆囊胆汁也由于胆囊平滑肌的收缩而进入十二指肠。如用塑料引流管直接插入胆总管，可将进入十二指肠的肝胆汁和胆囊胆汁进行计量，从而观察神经体液因素对胆汁分泌和排出的影响。

【实验动物】

家兔。

【器材和药品】

兔手术台、哺乳类动物手术器械（见实验8）、记滴器、刺激输出线、保护电极、注射器（20ml、5ml、1ml）、细塑料管、烧杯、生理盐水、3%戊巴比妥钠（或25%氨基甲酸乙酯）、促胰液素（自制）、胆盐、0.01%乙酰胆碱。

【操作步骤】

（1）称重、麻醉、固定：用3%戊巴比妥钠1ml/kg（或25%氨基甲酸乙酯4ml/kg）施行耳缘静脉麻醉，背位固定于手术台上。

（2）颈部手术：沿颈正中线切开皮肤，分离皮下组织，插好气管插管，分离出左侧迷走神经，穿线备用。

（3）胆汁引流：沿剑突下腹正中线切开腹部皮肤，分离皮下组织，沿腹白线打开腹腔。沿胃幽门端找到十二指肠，在十二指肠背面可见一黄绿色较粗的肌性胆总管。仔细分离，避免出血，在胆总管下穿线备用。在靠近十二指肠端的胆总管处剪一斜切口，插入塑料管，用线结扎固定。插入塑料管后，立即可见绿色胆汁顺管流出。如果没有胆汁流出，则可能插到夹层，需取出重插。注意塑料管不要扭曲，应与胆总管相平行。将胆汁引流管插进记滴器。

（4）仪器调试：

①打开BL-420S系统，将记滴器输入端插入生物信号记录分析系统输入插口，记滴器输出线与记滴装置连接并置于尿滴位置。

②设置弹出活动窗口"记滴趋势图参数设置"。

③刺激设置：连续单刺激、强度3V、波宽1ms、频率10Hz。

【观察项目】

（1）观察正常胆汁分泌数量（滴/分）。

（2）电刺激右侧迷走神经，观察胆汁分泌速度有何变化？

（3）静脉注射用生理盐水稀释一倍的胆汁5ml，观察胆汁分泌速度有何变化？

（4）静脉注射0.01%乙酰胆碱0.5ml，观察胆汁分泌速度有何变化？

（5）静脉注射自制促胰液素4~6ml，观察胆汁分泌速度有何变化？

【注意事项】

（1）手术操作轻柔，手术中注意止血。

（2）打开腹腔后用温热生理盐水纱布覆盖切口，并随时更换，以保持温度和湿润。

（3）自制促胰液素的方法，两端双结扎兔的十二指肠后取下十二指肠，将肠腔冲洗干净，重新扎好，注入0.5% HCl 50ml。放置2h，纵向剪开肠壁，平铺在桌面上，刮下黏膜，并置研钵中研磨。将研成的组织匀浆倒入烧杯中，加10% NaOH中和至中性，并用滤纸过滤，滤液中即含有促胰液素，置冰箱中保存备用。

【思考题】

刺激迷走神经离中端可通过哪些机制影响胆汁的分泌？

六、泌 尿

实验35　尿生成的影响因素

【实验目的】

学习记录尿量的方法，观察神经体液因素对尿生成的影响。

【实验原理】

尿的生成是持续不断的。尿的生成包括肾小球的滤过、肾小管和集合管的重吸收、分泌和排泄等过程。肾小球的滤过作用受滤过膜的通透性、肾小球有效滤过压和肾小球血浆流量等因素的影响。肾小管和集合管的重吸收受小管液溶质浓度和血液中血管升压素及肾素－血管紧张素－醛固酮系统等因素的影响。凡能影响上述各种因素者，均可影响尿的生成。

【实验对象】

家兔。

【器材和药品】

兔手术台、哺乳类动物手术器械、刺激输出线、动脉夹、动脉插管、酒精灯、试管夹、试管、输尿管插管、输液装置、记滴器、保护电极、注射器（2ml、20ml）、3%戊巴比妥钠（或25%氨基甲酸乙酯）、生理盐水、0.01%去甲肾上腺素、速尿、垂体后叶素、25%葡萄糖、斑氏试剂。

【操作步骤】

（1）麻醉固定：3%戊巴比妥钠1ml/kg（或25%氨基甲酸乙酯4ml/kg）耳缘静脉注射，背位固定。在耳缘静脉用输液瓶缓慢输液（或用注射器通过三通管将头皮输液针插入耳缘静脉），用动脉夹将头皮输液针固定在耳朵上。

（2）沿颈正中切开皮肤，分离皮下组织，插入气管插管。分离出双侧颈总动脉和迷走神经，穿线备用。

（3）将左颈总动脉接上压力换能器，输入1通道以记录血压。

（4）在耻骨联合上方，沿正中线做4cm的皮肤切口，沿腹白线剪开腹壁及腹膜（注意勿伤及腹腔脏器），找到膀胱翻出体外，在膀胱底部辨认出左、右侧输尿管，钝性剥离、穿线，在靠近膀胱处将输尿管结扎，此时，输尿管将由于尿液不能顺利流到膀胱而充盈，用眼科剪剪一斜口，将塑料管插进输尿管，用线结扎固定。插管的另一端接至记滴器，记滴器进入2通道。

（5）仪器调试：

①打开生物信号记录分析系统。

②输入信号的选择："输入信号"→1通道"压力"，2通道"计数"。

③刺激设置：连续单刺激、强度3V、波宽1ms、频率10Hz。

【观察项目】

(1) 记录基础尿量和血压（表3-7）。

(2) 静脉快速注入37℃生理盐水20ml，观察记录血压、尿量的改变（表3-7）。

(3) 电刺激右侧迷走神经离中端5~10s左右，使动脉血压下降至50mmHg，观察血压和尿量的变化（表3-7）。

(4) 静脉注射25%葡萄糖液5ml，观察血压和尿量的变化，注射前和注射后分别做尿糖定性实验（表3-7）。

(5) 静脉注射0.01%去甲肾上腺素0.5ml，观察血压和尿量的变化（表3-7）。

(6) 静脉注射速尿0.5ml（5mg/kg），观察血压和尿量变化（表3-7）。

(7) 将输液瓶内液体减至10ml，加入5U垂体后叶素，缓慢滴注（8滴/分），如血压升高则减慢速度，在血压不升高的前提下，观察尿量和血压的变化（表3-7）。

(8) 分离一侧股动脉，插管放血，使动脉血压迅速下降，观察此时尿量随血压的变化（表3-7）。

(9) 从输液瓶重输入37℃生理盐水以补充循环血量，观察动脉血压与尿量的变化情况（表3-7）。

表3-7 影响尿生成因素的观察项目

观察项目	血压变化	尿量变化（滴/分）
基础尿量		尿糖定性（　）
静脉快速注入37℃生理盐水20ml		
刺激右侧迷走神经离中端		
静注25%葡萄糖液5ml		尿糖定性（　）
静注0.01%去甲肾上腺素0.3ml		
速尿0.5ml（5mg/kg）		
静注垂体后叶素5U		
股动脉放血20ml		
静脉输液20ml		

【注意事项】

(1) 实验前给家兔多喂青菜，或灌水40~50ml，以增加基础尿量。

(2) 手术轻柔，不要过度牵拉输尿管。

(3) 插输尿管时，注意不要插入夹层，避免损伤组织造成出血。插管不要扭曲。

(4) 每项实验观察都应有对照数据和记录，原则上是前一项观察项目的尿量变化恢复正常后再观察后一项。

(5) 尿糖定性的方法是：试管内加斑氏试剂1ml，再加尿液2滴，在酒精灯上加热煮沸,加热时应注意振荡试管,防止液体溢出,若溶液由蓝色透明转为混浊的绿色、黄色和红色,则表示尿糖实验阳性,分别用(+)(++)(+++)表示,若溶液为蓝色,则为阴性,用(-)表示(葡萄糖具有还原性,可将斑氏试剂的Cu^{2+}还原成Cu^+)。

【思考题】

试设计一种理想的利尿剂,它可在哪些环节发挥作用从而具有强大的利尿功能?

七、神　经

实验36　反射弧的分析

【实验目的】

了解反射弧的组成,反射弧结构的完整与完成反射活动的关系。

【实验原理】

神经系统是机体最主要的调节系统,神经调节的基本方式是反射,反射的结构基础是反射弧。反射弧包括五个部分,即感受器、传入神经、反射中枢、传出神经、效应器。反射弧的任一部分发生障碍或受到破坏,反射活动便不能完成。

【实验对象】

蟾蜍(或蛙)。

【器材及药品】

蛙类手术器械、铁支架、双凹夹、烧杯、刺激电极、滤纸片、棉球、0.5% H_2SO_4。

【操作步骤】

破坏脑组织、制备脊蛙:可用金属探针刺入枕骨大孔,转向上捣毁脑组织,也可用粗剪刀横向伸入口腔,从鼓膜后缘处剪去颅脑部,保留下颌部分,用干棉花压迫创口止血,然后用夹子夹住下颌,悬挂在铁支架上。

打开 BL-420S 系统,刺激设置:连续单刺激、强度 1V、波宽 1ms、频率 10Hz。

【观察项目】

(1)用培养皿盛 0.5% H_2SO_4 少许,将蛙左侧后肢脚趾尖浸入硫酸溶液中,观察该侧后肢是否屈曲,随后用烧杯盛的清水清洗足部,将硫酸洗掉。

(2)在该后肢的踝关节上方做环状切口,将脚趾的皮肤剥掉,重复(1)的做法,观察该后肢是否发生屈曲。

(3)在右侧后肢重复项目(1)的观察,该侧后肢是否出现屈曲。

(4)在该侧大腿背面纵向剪开皮肤,用玻璃分针在股二头肌和半膜肌之间分离出坐骨神经干，在神经干上穿线打两个结，在两个结中间剪断神经。重复项目（1）的观察，观察后肢屈曲是否出现。

（5）将浸湿 0.5% H_2SO_4 的滤纸片贴在蛙的腹部，观察有否搔爬反射出现。

（6）用金属探针捣毁脊髓，重复项目（5），观察有否搔爬反射出现。

（7）用电刺激坐骨神经的外周端和中枢端，观察下肢的屈曲是否出现。

（8）用电刺激腓肠肌，观察肌肉是否收缩。

【注意事项】

浸入 H_2SO_4 面积不要太大，出现效应及时洗去。

【思考题】

试述各项实验结果的机理。

实验 37　脊髓反射

【实验目的】

了解脊髓反射的特征。

【实验原理】

脊髓是中枢神经系统的低级部位，以脊髓为反射中枢的反射称为脊髓反射。从刺激感受器开始，到反射出现所需的时间称为反射时。反射时的长短决定于反射中枢参与的突触数量的多少，参与反射的中枢神经元越多，反射时越长。脊髓反射还有总和、后放、扩散和抑制等特征。

【实验对象】

蟾蜍（或蛙）。

【器材和药品】

蛙类手术器械、血管钳 1 把、铁支架、双凹夹、刺激电极 2 个、烧杯、滤纸、秒表、0.5% H_2SO_4。

【操作步骤】

参照实验 36 破坏蛙脑部，保留脊髓，然后夹住蛙下颌悬挂于铁支架上。

【观察项目】

（1）测定反射时：用培养皿盛少量的 0.5% H_2SO_4，将蛙的任一后肢的脚趾尖浸入 H_2SO_4，立即按下秒表，记录从脚趾浸入 H_2SO_4 到下肢屈曲所需的时间，此即反射时。出现下肢屈曲后立即洗去 H_2SO_4。连续重复三次，三次的平均值为反射时。

（2）总和效应的观察：

①时间总和：打开 BL-420S 系统。调整刺激器，设置成单刺激，波宽 1ms，强度待调。将刺激强度逐渐增大，用刺激电极刺激后肢皮肤，使之出现肢体屈曲，即找到阈刺激。然后下调刺激强度，即用阈下刺激刺激蛙皮肤，下肢不再发生屈

曲。若此时将刺激器设置成连续刺激,逐渐缩小波间隔。观察是否出现肢体屈曲。

②空间总和:利用上面找到的阈下刺激,利用两台 BL-420S 系统的刺激输出,当分别刺激同一后肢的皮肤时,肢体不出现屈曲,若两个刺激同时刺激相邻的皮肤,观察肢体有无屈曲。

(3) 后放效应的观察:用适当的连续刺激(阈上刺激)刺激后肢皮肤,使后肢出现屈曲,然后停止刺激,观察反射活动是否也立即停止。如不停止,用秒表记录刺激停止时到屈曲反射停止时的时间(后放),若后放不出现,加大刺激强度,直到出现后放,继续加大刺激强度,比较不同的刺激强度对后放的影响。

(4) 扩散效应的观察:

①以弱的电刺激连续刺激前肢皮肤,观察其出现运动的肢体范围。逐渐增大刺激强度,观察肢体参加运动的范围有否扩大。

②用浸有 0.5% H_2SO_4 的滤纸片贴在蛙腹部皮肤上,观察蛙肢向此处搔爬,直到除掉滤纸片为止。

(5) 抑制效应的观察:测定一次反射时,然后用血管钳夹住一侧前肢,使动物安静后,重复测试反射时,比较夹住前肢后,反射时有无延长。

【注意事项】

测定反射时,每次浸入 H_2SO_4 的足趾范围应该相同,测定完应及时洗去 H_2SO_4,并用纱布擦干。

【思考题】

试分析以上影响脊髓反射的因素的发生原理。

实验38 大脑皮层运动区功能定位

【实验目的】

通过电刺激大脑皮层运动区的不同区域,观察所引起的不同肢体的运动,从而了解大脑皮层运动区的功能定位特点。

【实验原理】

大脑皮层是躯体运动的最高级中枢,大脑皮层运动区对躯体运动的调节有明确的功能定位。其对运动的控制有以下几个特点:①交叉性支配,即一侧运动区支配对侧躯体运动;②倒置支配,支配下肢的肌肉运动位于运动区的上部;③代表区的大小与肌肉运动的精细程度有关;④刺激皮层运动区而引起的肌肉运动为少数或个别肌肉的收缩,不产生肌群的协调运动。

【实验对象】

家兔。

【器材和药品】

哺乳类动物手术器械、咬骨钳、颅骨钻、骨蜡或止血海绵、石蜡油、皮层刺激电极、纱布、2.5%戊巴比妥钠（或20%氨基甲酸乙酯）、生理盐水。

【操作步骤】

（1）称重、麻醉、固定：该实验要求浅麻醉，用2.5%戊巴比妥钠1ml/kg（或20%氨基甲酸乙酯3.3ml/kg），耳缘静脉注射麻醉。

（2）开颅手术：

①开颅手术前先进行气管插管。

②动物俯卧固定，剪去头顶部毛，沿颅正中线切开皮肤并用刀柄剥离肌肉，推开骨膜，辨认矢状缝、冠状缝和人字缝。用骨钻在矢状缝外、冠状缝后的颅骨上钻孔（图3-28），注意勿损伤硬脑膜，出血时可用骨蜡止血。用咬骨钳扩大伤口，将手术刀柄伸入矢状缝下使矢状窦与骨板分离。继续向对侧扩大开口，使两大脑半球大部分暴露（为防止矢状窦破裂出血，也可在矢状缝两侧分别暴露两侧大脑半球）。用小镊子夹起硬脑膜，仔细剪去，暴露脑组织，在脑表面滴上少许生理盐水，以防皮层干燥。手术结束后放开动物四肢，以便观察动物躯体运动反应。

图3-28 兔颅骨表面标志示意图

（3）仪器调试：

①打开BL-420S系统。

②刺激设置：连续单刺激、强度2V、波宽0.5ms、频率10Hz。

无关电极固定在头皮下，另一电极垂直放置于皮层表面，每次刺激持续1~5s，每次刺激后应休息1min。

【观察项目】

（1）将刺激电极接触到皮层表面，由内到外，由上到下，每隔0.5mm刺激一次，每次刺激时记录肌肉运动反应部位。

（2）将刺激引起的运动反应，标记在事先画好大脑半球的示意图上。

【注意事项】

（1）动物麻醉不宜过深。

(2) 术中注意止血，注意保持大脑皮层的湿润。

(3) 刺激大脑皮层引起的肌肉收缩，潜伏期较长，每次刺激后应稍等几秒钟，才能确定有无反应。

(4) 若无反应，可适当调整刺激参数（增加强度、波宽、刺激时间）。

(5) 可选用双极刺激直接刺激脑组织，刺激的间距要小，但不要短路。

【思考题】

根据实验结果，归纳大脑皮层运动区对躯体运动的支配有哪些特点？

实验39　去大脑僵直

【实验目的】

通过在中脑上、下丘之间横断脑干，动物出现去大脑僵直现象，了解中枢神经系统对肌紧张的调节作用。

【实验原理】

中枢神经系统的各级水平都对肌紧张有易化和抑制作用。通过对肌紧张的调节，保持骨骼肌一定的紧张度，维持机体的正常姿势。若在动物中脑上、下丘之间切断脑干，由于切断了上位中枢（大脑皮层运动区和纹状体等）和脑干网状结构的联系，造成脑干网状结构抑制区活动减弱而易化区的活动相对增强，动物表现为四肢伸直、头昂尾翘、脊柱挺直等伸肌紧张的去大脑僵直现象。

【实验对象】

家兔。

【器材和药品】

哺乳类动物手术器械、咬骨钳、颅骨钻、竹刀、骨蜡或止血海绵、20%氨基甲酸乙酯、生理盐水。

【操作步骤】

(1) 称重、麻醉：由兔耳缘静脉按3.3ml/kg缓慢注射20%氨基甲酸乙酯。

(2) 背位固定，插好气管插管。找出两侧颈总动脉，分别穿线结扎，以免脑部手术时出血过多。

(3) 再将兔改为俯卧位，剪去头顶部的毛，沿正中线将头皮纵行切开，用手术刀柄向两侧剥离肌肉和骨膜。用颅骨钻在顶骨两侧离正中线1cm各钻一孔，用咬骨钳将孔扩大，直至两侧大脑半球后缘暴露，若有出血及时用骨蜡止血。

(4) 一手将动物的头固定，一手用薄而钝的刀形竹片从大脑半球后缘轻轻翻开大脑半球枕叶，即可见到四叠体（上丘较粗大，下丘较小）。在上、下丘之间略向前倾斜以竹刀向颅底横切，切时向两边拨动，将脑干完全切断（图3-29）。为避免切断时出血过多，可用拇指和食指在第一颈椎横突后缘压迫椎动脉数分钟。

【观察项目】

(1) 使兔侧卧，几分钟后观察动物躯体、四肢、颈部肌肉的肌紧张增强现象

（图 3-30）。

图 3-29　兔脑干横切部位示意

图 3-30　兔的去大脑僵直

（2）使动物出现僵直现象后，于中脑下丘后方再次切断脑干，观察肌紧张变化。

【注意事项】

（1）该实验可利用前一实验动物。

（2）若不是利用其他实验所余动物，可采用乙醚麻醉。乙醚易使呼吸道分泌物增多，应及时插气管插管，插好气管插管后再将气管插管和盛有乙醚的麻醉瓶相连，维持一定的麻醉深度，再找出两侧颈总动脉，穿线以备结扎。

（3）暴露大脑时，在接近头骨中线和枕骨时，要特别注意防止伤及矢状窦和横窦，以免大量出血。

（4）切断脑干的定位要准确，若切断部位过高，不出现大脑僵直现象，可稍向尾侧再切一刀。若切割太低，可损伤延髓呼吸中枢，引起呼吸停止。

附：小白鼠的去大脑僵直

将小白鼠用乙醚麻醉，沿矢状缝剪开头部皮肤至耳缘水平，暴露颅骨；认清矢状缝与人字缝，在人字缝前 3~5mm 处，将手术刀片与矢状缝垂直，稍斜向口裂方向插入，切断脑干，将手术刀片留在脑中。

【思考题】

出现去大脑僵直后，再切断脊髓背根，肌紧张有何变化？

实验40　大脑皮层诱发电位

【实验目的】

学习大脑皮层诱发电位的记录方法，熟悉其波形特征，了解其波形形成原理。

【实验原理】

当感觉传入系统各个水平受到刺激时，在皮层的某一区域可记录到电位变化，称皮层诱发电位。由于皮层不断活动产生自发脑电，因此，诱发电位是出现在自发脑电的背景上的。自发脑电越小，诱发脑电越清楚。我们可从两方面来突出诱发电位：一是使用深度麻醉的方法来压低自发脑电；二是根据皮层诱发电位的潜伏期和反应较恒定，采用计算机对诱发脑电的叠加平均法，来清晰地显示诱发电位，称为平均诱发电位。我们在外周进行刺激，在皮层引导诱发电位，这是寻找感觉在皮层投射部位的一个重要方法。

【实验对象】

家兔。

【器材和药品】

哺乳类动物手术器械、兔手术台、咬骨钳、颅骨钻、电极支架、皮层电位引导电极、刺激电极、10%氨基甲酸乙酯与1%氯醛糖混合麻醉剂、滴管、棉花、骨蜡、生理盐水。

【操作步骤】

(1) 称重、麻醉：用10%氨基甲酸乙酯与1%氯醛糖混合麻醉剂（5ml/kg）耳缘静脉麻醉，麻醉深度维持呼吸在20次/分左右，可酌情补充用量（也可用3%戊巴比妥钠1ml/kg静脉注射）。

(2) 常规做气管插管。

(3) 动物改俯卧位，在右后肢膝关节下方胫骨粗隆外侧下缘切开皮肤和肌腱，分离出腓总神经，套上保护电极，关闭皮肤切口。

(4) 剪去兔头顶部毛，沿正中线切开皮肤、暴露颅骨，分离骨膜，在矢状缝左侧2~10mm，人字缝前5~10mm钻颅，用咬骨钳扩开创口，孔径约7~10mm。勿损伤矢状窦和硬脑膜。骨缝出血用骨蜡封闭。

(5) 将皮层引导电极安放在电极支架上，使引导电极头端银球刚刚接触到兔脑皮层后肢体感区，参考电极夹在动物头皮切口处，无关电极应远离引导电极，若刺激右后肢，可将左后肢接地。

(6) 输入信号选择："实验项目"→"中枢神经实验"→"大脑皮层诱发电位"。

【观察项目】

(1) 观察麻醉状态下兔大脑皮层自发脑电，如自发脑电电位较大，表示麻醉深度不够，可适当追加麻醉剂，但剂量不要超过总量的1/10。

(2) 启动刺激器，观察刺激伪迹，逐渐增大刺激强度，可在刺激伪迹之后引出一稳定的诱发电位。仔细调整引导电极在皮层表面的位置、逐点探测，寻找诱发电位最大、最稳定的部位，注意观察诱发电位的潜伏期，主反应和后发放的时程、相位和幅度。

(3) 如信噪比较小，可调整皮层诱发电位的叠加倍数。

【注意事项】

(1) 麻醉宜深，使自发脑电受抑制，诱发电位才易显示。

(2) 引导电极接触皮层时，应松紧适宜。压得太紧，会损伤皮层。

(3) 对神经和皮层应注意保湿，防止干燥。

实验41　破坏小脑动物的观察

【实验目的】

通过观察毁损一侧小脑动物的运动障碍，了解小脑对躯体运动的调节功能。

【实验原理】

小脑是躯体运动的重要的皮质下调节中枢。古小脑的功能主要是调节身体的平衡；旧小脑的功能是参与调节肌紧张；新小脑参与调节随意运动。当一侧小脑损伤时，即出现相应的肌紧张变化，随着损伤程度的不同，动物出现向一侧伸直、旋转或翻滚的症状。

【实验对象】

小鼠。

【器材和药品】

哺乳类动物手术器械、金属探针（或9号针头）、乙醚、棉花、蛙板、200ml烧杯。

【操作步骤和观察项目】

(1) 麻醉：麻醉前先观察小鼠活动状态，然后将其放入盛有乙醚棉球的烧杯内，不要完全封闭烧杯口，以防窒息和麻醉过深。待小鼠不再有自发活动、呼吸变深变慢时，取出小鼠。

(2) 破坏小脑：将小鼠俯卧固定于蛙板上，沿颅骨正中线切开皮肤至耳后缘水平，暴露颅骨，用手术刀剥离颈肌，透过透明的颅骨可看到下面的小脑。参照图3-31所示位置，用探针垂直穿透一侧小脑上的顶间骨，插入2~3mm，稍作搅动，然后拔出探针，用棉球压迫止血，之后放开小鼠。

图3-31　小鼠小脑损毁部位示意图

(3) 待小鼠醒后，观察其运动状态：①是否有一侧肢体伸直；②是否有向一侧旋转和翻滚的情况出现。

【注意事项】

（1）穿刺头骨和小脑时，注意用力不要太大，深度不要过深，以免损伤下方的中枢和延髓，而致动物立即死亡。

（2）实验完毕后应将小鼠处死后抛弃。

八、感觉器官

实验42　视敏度测定

【实验目的】

学习使用视力表测定视敏度（视力）。

【实验原理】

眼睛能分辨两点间最小距离的能力称为视敏度（视力），眼能分辨的两点最小距离决定于这两点在视网膜形成的像必须兴奋两个感光细胞。因此，这个距离相当于视网膜中央凹处一个视锥细胞的平均直径。临床上使用视力表，用眼能分辨的两点形成的最小视角的倒数表示视力。受试者站在距表5m远处，能看清视力表第10行的"E"字缺口方向，缺口两缘所形成的视角为1分角（图3-32），视力为1.0，作为正常视力标准。即视力 = 1/1′ = 1.0。或用公式：

$$视力 = \frac{d（受试者能看清某物体的最远距离）}{D（正常视力能看清该物体的最远距离）}$$

目前我国规定测定视力用标准对数视力表。计算公式为：视力 = 5 - lga，a为5m远处能看清最小两点的视角。如上面的视力为 5 - lg1 = 5.0。

图3-32　视力表原理

【实验对象】

人。

【器材】

标准视力表、指示棒、皮尺、遮眼罩。

【操作步骤和观察项目】

（1）视力表挂在光线充足而均匀的墙上，高度与受试者头部相当。

（2）受试者站在离视力表5m远处，用遮眼罩罩住一只眼，测定另一只眼的视力。按实验者的指点说出图形缺口的方向，由大到小，直到完全不能辨别。受试者能看清楚的最小图形旁的数字即为受试者的视力。

（3）用同样的办法去测试另一只眼。

【注意事项】

（1）受试者与视力表的距离要准确。

（2）检查时从上到下，遇到不易辨别时多重复几次，以确定是否能看清。

实验43　色盲检查

【实验目的】

学习使用色盲图检查色觉异常的方法。

【实验原理】

视网膜的视锥细胞具有色觉，视锥细胞含不同的感光色素，因而分别对红、绿、蓝三种颜色的光波敏感。当三种细胞都兴奋时，得到的感光是白色，当受到各种不同波长的光线刺激时可发生不同程度的兴奋，从而可分辨至少150种不同的颜色，称为三原色学说。如果缺乏这三种感光细胞的任何一种，称为色盲。对红色缺乏辨别能力的，称为第一原色盲；对绿色缺乏辨别能力的，称为第二原色盲；对蓝色缺乏辨别能力的，称为第三原色盲。临床上以第一和第二原色盲为多见。如果对红、绿两种颜色都缺乏辨别能力称为单色盲，实际上就是全色盲（理论上的全色盲指全部靠视杆细胞视物）。色盲多是先天的，绝大多数是遗传性的，是一种伴性遗传，患者中以男性多见（男性有8%患有色盲、女性只有0.5%）。色弱是指对三种原色反应能力下降，色弱不是由于缺乏某种视锥细胞，而是由于某种视锥细胞的反应能力比正常人低，色弱多是后天引起的。用配色恰当、印刷严格的色盲图，可鉴别出各种色盲和色弱。

【实验对象】

人。

【器材】

色盲检查图。

【操作步骤和观察项目】

在明亮而均匀的自然光线下，检查者逐页翻开色盲检查图，被检者应尽可能快地回答图上的图形或数字。每次时间不能超过30s。当出现错误时翻阅色盲图中的说明，查出被检者属于哪类色盲。

实验44　视野测定

【实验目的】

学习检查视野的方法，了解正常视野的范围。

【实验原理】

单眼固定注视正前方一点时所能顾及（看到）到的空间范围，称为视野。视野受面部结构的影响，鼻侧和额侧较小，颞侧和下侧较宽。视野还与颜色有关，白色视野最大，绿色视野最小。测定视野有助于了解视网膜、视神经、视觉传导通路、视觉中枢的功能。

【实验对象】

人。

【器材】

视野计、各色视标、视野图表、各色铅笔、遮眼罩。

【操作步骤和观察项目】

（1）将视野计放在光线充足的桌上，受试者下颌放在托颌架上，受试侧眼眶下缘靠在眼眶托上，调整托颌架的高度，使眼与弧架的中心在同一水平上。

（2）将弧架摆在水平位置，遮住另一只眼，实验者将白色视标沿弧架外端慢慢向中心移动，让受试者告知何处看到了视标。当受试者回答看到了时，将视标退回一段距离，再向中央移动，重复检查一次，然后将结果及时记录在视野图上。用同样的方法从弧架另一端测得对侧的读数，并标记在视野图上。

（3）将弧架顺时针转动45°，重复上述操作。每转动45°得出两个点，当得到8个点后，连接起来，得到白色视野范围。

（4）按照同样的操作方法，测定红、蓝、绿色视野。用不同颜色的铅笔标出视野范围。

（5）同样的方法测定另一只眼的视野。

（6）比较不同颜色视野的大小。

【注意事项】

（1）测试中，被测眼始终注视弧架中心点。

（2）视标移动要慢。

（3）每测完一种颜色视标，可稍作休息，避免眼疲劳影响测试结果。

【思考题】

分析视网膜、视神经或视觉传导通路和视觉中枢功能发生障碍时对视野的影响。

实验45　盲点测定

【实验目的】

学习盲点的测试方法。

【实验原理】

视神经从视网膜穿出的部位形成视乳头。视乳头处没有感光细胞，外来光线投射于此不能引起视觉,称为盲点。视乳头呈椭圆形,直径1.5mm,位于中央凹的鼻侧。我们可以根据此处无光感现象,找出盲点的位置和范围。

【实验对象】

人。

【器材】

白纸、铅笔、米尺、遮眼罩。

【操作步骤和观察项目】

(1) 取白纸一张,贴在墙上,中心与眼在同一水平。受试者位于纸前50cm处,用遮眼罩遮住一眼,在白纸上与另一眼正对的地方划一"十"字,令受试者目不转睛地注视"十"字。

(2) 实验者将铅笔尖由"十"开始慢慢由鼻侧向颞侧移动,当受试者刚刚看不见铅笔尖时,在白纸上记录下笔尖的位置,然后将铅笔尖继续向颞侧慢慢移动,当受试者又看见笔尖时,再做一记号。由两个记号连线的中心点起,沿各个方向移动笔尖,找出受试者又重新看见笔尖的点(一般取8个点),将所标各点依次连接起来,可形成一个大致呈圆形的圆,此圆即为盲点的投射区域。

(3) 用同法侧出对侧眼的盲点投射区域。

(4) 根据相似三角形各对边成比例的定理,试计算盲点与中央凹的距离和盲点的直径(图3-33)。

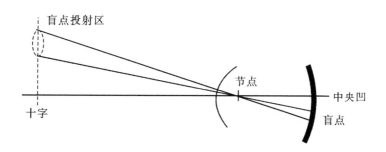

图3-33 盲点与盲点投射区的关系示意图

实验46 视网膜电图的描记

【实验目的】

学习动物视网膜电图的记录方法。

【实验原理】

视网膜的感光细胞在接受光刺激时,发生电位变化,若在角膜表面放置一引导电极,可引导出视网膜神经元对光刺激的综合电反应,称为视网膜电图。视网膜电图对分析视觉传导系统的功能有一定的参考价值。

【实验对象】

蟾蜍（或蛙）。

【器材】

蛙类手术器械、闪光灯（或电筒）、角膜表面电极、遮光罩。

【操作步骤】

（1）破坏蛙脑和脊髓。

（2）将角膜表面电极置于瞳孔上方，参考电极置于口腔，接地电极置于下肢。

（3）仪器调试：

①打开 BL-420S 系统。

②输入信号的选择："输入信号" → "1 通道" → "慢速电信号"。

③根据信号图形调整增益（放大倍数）、扫描速度。

【观察项目】

（1）遮住另一只眼，用闪光灯（或电筒）照射角膜，观察诱发的视网膜电图。闪光刺激后，首先出现一个较小的正波 a（a 波由感光细胞产生），随后出现一个较高的负波 b（b 波由双极细胞产生）。

（2）测定 a 波和 b 波的潜伏期（ms）和幅度（uV）。

【注意事项】

（1）应在暗室内进行。

（2）保持室内安静。

实验47　瞳孔调节反射和瞳孔对光反射

【实验目的】

直接观察人看近物时瞳孔的调节反射及对光反射。

【实验原理】

人眼视近物时，发生视近调节反射。视近调节反射包括瞳孔缩小、视轴会聚和晶状体前凸。瞳孔缩小和视轴会聚都很容易观察。瞳孔对光反射是瞳孔可根据光线的强弱缩小和扩大，以调节进入眼内光线的数量。瞳孔对光反射的中枢在中脑。瞳孔对光反射的特点有三个：潜伏期长、双侧性和适应性。

【实验对象】

人。

【器材】

手电筒、指示棒、遮光板。

【操作步骤和观察项目】

（1）让受试者看远物，观察受试者的双侧瞳孔是否等大，瞳孔边缘是否整齐，是否是正圆形。

（2）让受试者注射指示棒，将一指示棒由远移近，让受试者注射指示棒，观察瞳孔直径有无变化，双眼是否向鼻侧靠近。

（3）在光线较暗处，用遮光板在鼻梁上遮住一侧眼，用手电照射另一侧眼，观察两侧瞳孔是否同时缩小。

（4）多次照射瞳孔，观察瞳孔缩小的程度是否减小，瞳孔缩小的潜伏期是否变化。

【思考题】

如果瞳孔不等大或瞳孔对光反射不存在，说明什么问题？

实验48　声音的传导途径

【实验目的】

学习检查骨传导和气传导的方法。通过比较骨传导和气传导，了解临床上鉴别神经性耳聋（感音性耳聋）和传导性耳聋（传音性耳聋）的方法和原理。

【实验原理】

声波传导进入内耳有两个传导途径：一是气传导，声波经外耳、鼓膜、听骨链、卵圆窗进入内耳；二是骨传导，声波直接作用于颅骨、耳蜗骨壁而进入内耳。正常人气传导远远大于骨传导。如果一个人的骨传导大于气传导，预示传音系统有障碍，多为传导性耳聋。如果一个人气传导和骨传导都明显下降，但仍然是气传导大于骨传导，那可能是神经性耳聋。

【实验对象】

人。

【器材】

音叉（频率为256Hz或512Hz）、棉球、胶管。

【操作步骤和观察项目】

（1）比较同侧耳的气传导和骨传导（任内试验）：

①室内保持安静，患者取坐位，实验者拨动音叉，将音叉置于受试者一侧颞骨乳突部。此时，受试者可听到音叉振动声。随后，声音逐渐减弱，当受试者听不到声音时，立即将音叉移至外耳道口，受试者又可重新听到声音。反之，如果将振动的音叉先置于外耳道口，待听不到声音后再将音叉柄立即移到颞骨乳突，受试者仍然听不到声音，说明正常人气导时间比骨导时间长，临床上称为任内试验阳性（＋）。

②用棉球塞住同侧外耳道（模拟气传导障碍），重复上述步骤，则气导时间短于骨导时间，临床上称为任内试验阴性（－）。

（2）比较两耳骨传导（魏伯试验）：

①将拨响的音叉柄置于受试者前额正中发际处,比较双耳听到的声音强度是否相等。正常人两耳声音强度相等。

②用棉球塞住一侧耳孔,重复上述操作,询问其何侧声音较强(应偏向塞棉球侧)。

【注意事项】

(1)振动音叉时可用手指拨响,或用手掌或橡皮锤敲击,切忌在坚硬物体上敲击,以免损坏音叉。

(2)只能用手指拨音叉柄。音叉两臂避免与皮肤、毛发、衣服等物接触,以免影响振动幅度。

(3)音叉移至外耳道口时,应使音叉振动臂正对外耳道,一般相距2cm为宜。

【思考题】

如何利用任内试验和魏伯试验鉴别神经性耳聋和传导性耳聋?

实验49 耳蜗微音器电位

【实验目的】

学习微音器电位的记录方法,观察微音器电位和听神经动作电位与刺激声波之间的关系。

【实验原理】

耳蜗是接受声音刺激的感受器。耳蜗接受声音刺激后,首先产生的电位变化称耳蜗微音器电位。这是一种与刺激声波的波形、频率相一致的电位变化。微音器电位的潜伏期小于0.1ms,无不应期。在温度下降、深度麻醉,甚至动物死亡后30min内,仍不消失。在微音器电位出现之后,出现听神经的复合动作电位,电位的大小能反映被兴奋的神经纤维的数量。

【实验对象】

豚鼠。

【器材和药品】

哺乳类动物手术器械、小骨钻或钟表起子、银丝引导电极(记录端制成直径约0.5~0.6mm的小球,裸露,其余部分应涂以绝缘漆或用细塑料管绝缘)、刺激输出线、耳塞机、20%氨基甲酸乙酯。

【操作步骤】

(1)称重、麻醉、固定:选取对声音刺激耳郭反应灵敏的豚鼠,体重约350g,幼年为好,用20%氨基甲酸乙酯按6ml/kg腹腔注射麻醉。

(2)动物取侧卧位,沿耳郭根部后缘切开皮肤,分离皮下组织和肌肉,暴露外耳道口后方的颞骨乳突部,用小骨钻在乳突上钻一小孔,再仔细扩大成直径3~4mm的骨孔,孔内即鼓室。借助放大镜经骨孔向前方深部观察,在相当于外耳道口内侧的深部,可见尖端向下的耳蜗,在耳蜗底转上方有圆窗,圆窗口朝向外上方,前后径约 0.8mm(图 3-34)。用左手握住豚鼠头部,将银球电极前端稍弯曲,用右手将电极通过骨孔插向深部,轻轻地安放在圆窗口,使银球与圆窗膜接触。参考电极接于伤口肌肉,接地电极连于前肢。注意引导电极不要将圆窗戳破,以免外淋巴流出,影响电位记录。

图 3-34 豚鼠头部手术部位示意图

(3)将耳塞机塞在外耳道中,刺激器输出线连在耳塞机上。将引导电极输入端插到生物信号记录分析系统 1 通道。

(4)仪器调试:

①打开 BL-420S 系统。

②输入信号的选择:"输入信号"→"1 通道"→"神经放电"。音箱输入线插入监听插孔。

③根据信号图形调整增益(放大倍数)、扫描速度。

④刺激器设置:连续单刺激、强度 5V、波宽 0.1ms、频率 10Hz。

【观察项目】

(1)启动刺激器,观察是否出现微音器电位和听神经动作电位,监听器是否有声音传出。

(2)改变刺激器输出的极性(即交换耳机两端接线位置)以改变声音相位,观察微音器电位和听神经动作电位位相有何变化?

(3)摘去耳塞机,直接对着豚鼠外耳道说话和唱歌,观察耳蜗能否起麦克风作用(微音器效应)。

【注意事项】

(1)选择听反应灵敏的动物。

(2)骨孔周围组织刮除干净,避免渗液进入鼓室。

(3)安放电极时要准确。

(4)电极安放好后,用棉球盖住骨孔,保持鼓室的温度和湿度。

实验50 破坏动物一侧迷路的效应

【实验目的】

观察内耳迷路在调节肌张力，维持机体姿势中的作用。

【实验原理】

内耳迷路的前庭器官是感受头部空间位置和运动时的感受装置。前庭器官的兴奋经前庭神经传入中枢，引起躯体和四肢肌紧张变化，维持适当的姿势，半规管的刺激还能引起眼震。当一侧迷路破坏后，前庭器官协调肌紧张的能力发生障碍，在运动时将失去维持正常姿势和平衡的能力。

【实验对象】

豚鼠、蛙。

【器材和药品】

探针、手术刀、纱布、滴管、氯仿。

【操作步骤和观察项目】

（1）豚鼠。取一只豚鼠，使其侧卧，抓住一侧耳郭，用滴管尽可能向外耳道深处滴氯仿2~3滴，维持这个姿势7~10min后，放开动物观察动物头部、颈部、躯干、四肢的紧张性，是否有眼球震动（可见到动物头部偏向迷路功能消除的一侧，并出现眼球震颤）。任其自由活动时，可见动物向迷路功能消除一侧做旋转运动或滚动。

（2）蛙。

①选用游泳姿势正常的蛙。

②用纱布包裹住蛙，使腹部向上握在拳中，用镊子向下拉下颌，使蛙口张开，剪去口腔顶部的黏膜，可看到"十"字形的副蝶骨。副蝶骨左右两侧的横突部即迷路所在部位。将一侧横突的骨质用手术刀削去一部分，可看到粟粒大小的小白丘，即是迷路位置。用探针刺入小白丘，约深2mm，并深入已形成的小孔内转动，破坏迷路。数分钟后，观察蛙静止和爬行时的姿势和游泳的姿势（可见到蛙头部和躯干均歪向迷路被破坏的一侧，游泳姿势亦偏向迷路破坏的一侧）（图3-35）。

图3-35 蛙迷路的位置

【注意事项】

（1）破坏迷路前观察动物的正常静止姿势和运动状况。

（2）氯仿是一种高脂溶性全身麻醉剂，滴入一侧外耳道可破坏该侧前庭器官功能，用量不可太多，以防动物死亡。

（3）蛙颅骨骨板薄，损伤迷路时部位要准确，用力适度，以防损伤脑组织。

九、综合性实验

实验51　失血性休克的抢救

【实验目的】

本实验复制失血性休克动物模型，通过输血补液采用不同的血管活性药物的治疗措施以期探寻失血性休克的有效抢救方法。

【实验原理】

形成和维持动脉血压的基本因素包括心搏出量、外周阻力和足够的血容量三个方面。凡能影响上述过程的因素，都可影响动脉血压。失血可经神经体液调节引起心功能增强、血管收缩等代偿作用而维持血压，但过度失血可致代偿失效进入失血性休克的病理过程。对失血性休克的治疗首先强调的是止血、补充血容量，以提高有效循环血量、心排出量，改善组织灌流，其次合理运用血管活性药物，改善微循环状态。

【实验对象】

家兔。

【器材和药品】

兔手术台，哺乳类动物手术器械一套，生物信号记录分析系统，压力换能器，气管插管，三通管，动脉夹，体温计，注射器（50ml、20ml、5ml、2ml 各 1 副），针头（7号 2 个、9 号 1 个），纱布，丝线，磅秤 1 台。3% 戊巴比妥钠，生理盐水，0.5% 肝素，0.01% 硫酸异丙肾上腺素，2.5% 酚妥拉明，0.01% 去甲肾上腺素。

【操作步骤】

（1）制作急性失血性休克的动物模型：

取体重相近的家兔 5 只，标记后均按照以下方法制作急性失血性休克的动物模型。

1）称重后耳缘静脉缓慢注射 3% 戊巴比妥钠 1ml/kg 进行全身麻醉。背位固定于兔手术台上。剪去颈、腹部被毛。

2）颈部手术：在甲状软骨下切开颈正中皮肤 6cm 左右。逐层分离皮下组织。分离气管、左侧颈总动脉和右侧颈外静脉。

3）插气管插管。用呼吸流量换能器（或压力换能器）与气管插管相连接，换能器另一端接入生物信号记录分析系统的 2 通道描记呼吸曲线，以监测呼吸频率及深度。

4）左侧颈总动脉插管：动脉导管与三通管相连，三通管一端与压力换能器相连并接入生物信号记录分析系统的 3 通道监测血压、心率；三通管另一端接入放有肝素的输液瓶装置，供放血用。

5) 右侧颈外静脉插管：右侧颈外静脉位置在皮下（不与颈总动脉伴行），用血管钳轻轻钝性分离右侧颈部肌肉外缘即可暴露该静脉，分离静脉后穿两条线备用。从右侧颈外静脉插入 5cm 长的静脉导管。导管的外端用三通管连上输液管，以及通过压力换能器与多媒体生物信号记录分析系统的 4 通道相连测定中心静脉压。测定前阻断换能器侧，使导管与输液瓶相通，缓慢输入生理盐水（5~10 滴/分），保持静脉通畅。

6) 插导尿管，用于观察每分钟尿滴数，用人工计数尿滴的方法记录尿量。在右侧腹直肌旁做长 4~5cm 的纵切口，钝性分离肌肉，打开腹腔后，推开大网膜，找出一段游离度较大的小肠肠袢。轻轻从腹腔中拉出，放置在微循环恒温灌流盒内，用显微镜观察肠系膜微循环。

7) 在上述各项操作均完成后，观察记录放血前的各项生理指标，包括一般情况、皮肤黏膜颜色、肛温（体温计前端涂抹液体石蜡后从肛门处插入）、血压、心率、呼吸、中心静脉压、尿量和肠系膜微循环（微循环参数包括微血管内血流速度、微动脉和微静脉口径、毛细血管视野、白细胞附壁及镶嵌）。用肝素化的注射器取 2ml 血（注意注射器内勿存气泡，并立即将注射针头刺入胶塞内以密封），如有条件可查酸碱平衡和血气指标。

8) 打开颈总动脉导管与储血瓶相连的皮管上的夹子，放低输液瓶，使血液从颈总动脉流入储血瓶内。直至血压降至 40mmHg（5.32kPa）时，调节输液瓶高度，控制放出的血量，使血压稳定在低水平。

9) 维持血压在 40mmHg 15~20min，观察失血期间动物各项生理指标改变，以及肠系膜微循环改变。

(2) 分别按照以下四种不同的方案抢救。一边抢救一边动态观察记录抢救过程中各指标的变化情况及抢救效果。

1) 甲兔：只进行补充血容量处理。将放出并收集的血液从与颈动脉插管相连的三通管一侧回输，输完后从静脉维持输注生理盐水。观察记录各项指标及抢救效果。

2) 乙兔：补充血容量同时使用酚妥拉明注射。①将放出并收集的血液从与颈动脉插管相连的三通管一侧回输，输完后从静脉维持输注生理盐水。②同时使用 2.5% 酚妥拉明 0.2ml/kg 从耳缘静脉注射。观察记录各项指标及抢救效果。

3) 丙兔：补充血容量同时使用硫酸异丙肾上腺素注射。①将放出并收集的血液从与颈动脉插管相连的三通管一侧回输，输完后从静脉维持输注生理盐水。②同时使用 0.01% 硫酸异丙肾上腺素 0.1ml/kg 从耳缘静脉注射。观察记录各项指标及抢救效果。

4) 丁兔：补充血容量同时先后注射硫酸异丙肾上腺素和酚妥拉明。①将放出并收集的血液从与颈动脉插管相连的三通管一侧回输，输完后从静脉维持输注生理盐水。②同时使用 0.01% 硫酸异丙肾上腺素 0.1ml/kg 从耳缘静脉注射。③然后 2.5% 酚妥拉明 0.2ml/kg 从耳缘静脉注射。观察记录各项指标及抢救效果。

5）戊兔：同丁兔，但在整个抢救过程中维持缓慢少量放血。

【观察项目】

（1）皮肤黏膜颜色。

（2）血流动力学指标（表 3-8）。

表 3-8 抢救失血性休克的观察项目

实验项目	血压 （mmHg）	呼吸 （次/分）	心率 （次/分）	中心静脉压 （cmH$_2$O）	尿量 （滴/分）	微循环毛细血管		
						流速	口径	管数
失血前								
血压刚降至 40mmHg 时								
维持血压在 40mmHg 15～20min								
抢救后甲兔								
抢救后乙兔								
抢救后丙兔								
抢救后丁兔								
抢救后戊兔								

【注意事项】

（1）牵拉肠袢要轻，以免引起创伤性休克。

（2）放血时不宜过快，以免引起动物死亡。

实验 52　有机磷农药中毒及解救

【实验目的】

观察有机磷农药中毒的症状，掌握有机磷农药中毒药物的解救方法及原理。学习胆碱酯酶活力测定方法。

【实验原理】

有机磷农药能通过机体各种途径吸收，与体内胆碱酯酶牢固结合，使胆碱酯酶失去水解乙酰胆碱的能力，引起乙酰胆碱不能水解代谢而大量蓄积，导致人体中毒。在人或动物，其急性中毒症状包括 M 受体被激动后的 M 样症状和 N 受体被激动后的 N 样症状。而解救药主要有 M 受体阻断剂阿托品缓解 M 样症状，只有使用胆碱酯酶复活药解磷定、氯磷定等才能全面缓解 M 样症状和 N 样症状。

【实验对象】

家兔。

【器材和药品】

5ml 注射器 1 副、瞳孔卡尺、刀片、钟表、加有草酸钾的试管、玻片、标准色板、5%敌百虫溶液、0.2%硫酸阿托品溶液、2.5%解磷定溶液。

【操作步骤】

(1) 取家兔一只，称重，观察其活动、呼吸、心跳、唾液分泌、大小便、瞳孔大小、肌张力及有无肌震颤情况并记录。

(2) 按摩耳郭使其毛细血管充血扩张，用刀片切割耳缘静脉（尽量靠近远心端）让血液自然流出，滴入预先装有少量草酸钾结晶的试管内，轻轻摇匀，用以测定正常状态下胆碱酯酶活性。取血后用干棉球按压切口止血。

(3) 从耳缘静脉注入 5%敌百虫溶液 2ml/kg，注射完毕立即记录时间，并密切观察并记录上述各指标的变化情况（如果 20min 后仍未出现中毒症状，可追加 1/3 剂量）。观察到明显中毒症状后，按上法取血以备测定胆碱酯酶活性。

(4) 继而注射 0.2%硫酸阿托品 1ml/kg，观察有哪些症状可被消除，并采取血样。

(5) 约 10min 后，静脉注入 2.5%解磷定 2ml/kg（50mg/kg），观察症状是否全部消除，并取血样。

【观察项目】

观察项目参见表 3-9。

表 3-9 有机磷农药中毒及解救的观察项目

时间	瞳孔	呼吸	唾液分泌	大小便	肌张力	肌震颤	胆碱酯酶活力（有条件时测定）
给药前							
静注敌百虫后							
静注阿托品后							
静注解磷定后							

【思考题】

比较阿托品和解磷定解救中毒的效果，并联系实验结果分析其作用原理。

附：全血胆碱酯酶活力测定（纸片法）

【原理】

血中胆碱酯酶能催化乙酰胆碱水解为乙酸和胆碱。利用酸碱指示剂溴麝香草酚蓝的颜色变化，测定乙酸的生成量，即可反映胆碱酯酶的活力高低。活力越高分解乙酰胆碱越多，生成乙酸也越多，pH 值就越低；反之，pH 值就越高。从而推算出胆碱酯酶的活力。

用指示剂溴麝香草酚蓝和乙酰胆碱等配制成指示剂纸片,当纸片遇血液时,血斑开始显示蓝色,以后逐渐由蓝色转变为红色。这是因为血液本身的pH值为7.4左右,使指示剂变蓝将血液的红色掩盖,随着酶反应的进行,乙酸的产生使pH值下降,指示剂颜色逐渐变化,即蓝色被血液红色掩盖,所以观察为红色。

【方法】

(1) 取经过处理浸有指示剂的纸片一小块放在玻片上,取一小滴血样在纸片中央,立即盖上另一半玻片并压紧,使血滴均匀扩散成一近圆形斑点。

(2) 将其置于37℃恒温水浴箱中保温20min后取出,观察血片中央颜色,然后与标准比色板比色。判断酶活力之百分数(表3-10)。

表3-10 酶活力百分数

标准色板颜色	蓝	灰蓝	棕褐	棕	红棕
胆碱酯酶活力%	0	20	50	80	100

测得酶活力在60%以下时,即为中毒。

附:指示剂纸片的制备

称取溴麝香草酚蓝0.14g,溴化乙酰胆碱0.23g,加无水乙醇20ml溶解,再加0.4mol/L NaOH 约0.57ml,调节pH值到8.0左右,将滤纸切成1cm×30cm大小条状,进入溶液内待全部浸湿后取出,悬挂晾干剪成1cm²大小,置棕色瓶内以避光,并防潮,忌酸碱保存。

实验53 预处理对大鼠心肌缺血-再灌注损伤的影响

【实验目的】

观察和比较缺血预处理及腺苷预处理两种不同的预处理方法对大鼠心肌缺血-再灌注损伤的保护作用。

【实验原理】

腺苷作为心肌细胞的能量代谢产物,可在缺血预处理时发挥心脏保护作用,这可能与腺苷可解除血管痉挛、减轻血小板聚集等作用有关。缺血预处理是指在心肌经受长时间缺血之前,给予反复多次的短时缺血-再灌注,从而可提高心肌对缺血耐受性的现象。氧自由基大量生成是心肌缺血/再灌注损伤的主要原因之一,大量的氧自由基可使生物膜结构受损、细胞内酶大量释放、心肌水肿、线粒体功能出现障碍。丙二醛(MDA)是氧自由基产生的脂质过氧化物的中间代谢产物,常作为反映氧自由基生成和造成膜损害的指标;超氧化物酶(SOD)是心肌清除氧自由基所必需的酶，其活性反映缺血/再灌心肌抗氧化作用的程度。本实验采用缺血及静脉给予腺苷两种方法对心肌进行预处理，以比较两种方法对心肌缺血－再灌注损伤的保护效应。

【实验对象】

体重200~250g雄性SD大鼠。

【器材和药品】

大鼠手术台、哺乳类手术器械、注射器（1ml、5ml）、20%乌拉坦、生理盐水、生物信号记录分析系统、小动物呼吸机、分光光度计、MDA、SOD检测试剂盒。

【操作步骤】

（1）取200~250g雄性SD大鼠8只随机分为4组，每组2只；称重，腹腔注射20%乌拉坦5ml/kg麻醉，背位固定。

（2）将针型电极插入肢体皮下，连接多媒体生物信号记录分析系统。

（3）用标准Ⅱ导联描记一段正常心电图。

（4）分离气管，并行气管插管，连接微型动物呼吸机支持呼吸，行正压通气（HX-300S动物呼吸机：潮气量15ml，呼-吸比1:1，呼吸频率90次/分。根据动物实际呼吸情况，可以适当调整上述参数值）。

（5）直接缺血/再灌注组：经胸骨左缘2~4肋开胸，剪开心包，暴露心脏及左室表面血管，在距左心耳下缘约2~3mm处进针，无损伤丝线穿过心肌表层在肺动脉圆锥旁出针，在结扎线两端分别套入丝线环作为再灌注拉线，收紧结扎线（结扎时只打一个单结，以便再灌注时松开此结）造成心肌缺血（线下衬以直径约3mm的聚乙烯管，以保证阻断血流，同时也保护心肌组织），牵拉再灌注拉线使结扎线放松，即再灌注。缺血30min，再灌注120min。

（6）腺苷预处理组：在行缺血/再灌注前30min，经股静脉注入腺苷溶液（40ug/kg·min）。

（7）缺血预处理组：缺血5min，再灌注5min，如此重复4次。间隔5min后，处理同缺血/再灌注组。

（8）对照组：仅做相应假手术，即只穿线不结扎。

【观察及检测项目】

（1）记录大鼠标准Ⅱ导联心电图，观察心律失常出现的情况。

（2）股动脉取血5ml，离心取上清液，测定血清中MDA、SOD含量。

【预期结果】

（1）心律失常发生情况：缺血预处理及腺苷预处理组心律失常发生率均低于直接缺血－再灌注组。

（2）血清中MDA、SOD含量变化：缺血预处理及腺苷预处理组的MDA含量均低于直接缺血－再灌注组，而SOD含量均高于直接缺血－再灌注组。

（3）缺血预处理及腺苷预处理组之间心律失常发生的频率、MDA、SOD含量的差异有多种可能。

第四章　实验设计

第三章介绍的实验项目，多数是验证性的。在近几年实验教学改革的过程中，我们在中医、中药等专业的本科生及研究生中，都要求学生自行设计实验，包括验证性实验和创新性（探索性）实验。实践证明，在老师指导下，大多数同学都能较好地完成实验的设计，这对于培养学生的创新能力、探索发现新知识的途径和方法，以及对相关课程的浓厚兴趣，都是很有帮助的。自行设计实验有利于学生综合应用所学理论知识，通过阅读资料、互相讨论，自己提出问题和提出解决问题的办法，再通过具体的实验操作，观察、记录、统计分析实验数据，得出结果和结论，撰写出实验报告，破除了对科学研究的神秘感，为他们尽早接触和进入科研实践打下一定的基础。

以下拟介绍一些生理学实验设计的简要知识。

一、选　题

选题是科研的第一步，选题是否恰当直接影响到科研的成败。科研选题的原则，主要有三点：一是要有创新性或先进性，所谓创新性可以是理论的创新或方法的创新，不是低水平重复、抄袭、模仿，所谓先进性是相对比较而言，也包括理论和实践两个方面。二是要有科学性，所谓科学性指选题要具有客观真理性或真实性，立题要有科学依据，不能违背已知的、公认的自然定律（规律）。三是要有可行性，即选题必须充分考虑自己的主、客观条件，自己的理论水平、驾驭能力即全部物质条件，是否切实可行，切不可好高骛远、贪大求全。

对于生理学的实验选题而言，还不必按严格的科研要求。学生的选题来源仍主要是所学习的理论知识的验证，同一种理论知识可以用不同的方法、从不同的途径加以验证，设计出不同的实验。部分优秀本科生和研究生可以运用生理学实验方法去解决导师安排的科研课题中的某些问题，属于探索性的课题，应给予充分的肯定和鼓励。

以下是12个可供同学参考的选题：

（1）迷走神经对心脏活动的紧张性调节的作用分析。

（2）夹闭颈总动脉引起血压升高的机理分析。

（3）颈交感神经对血管的紧张性调节作用分析。

（4）细胞外 K^+ 增加对心肌静息电位的影响。

（5）细胞外 K^+ 增加对神经干动作电位传导的影响。

(6）影响神经干传导速度的因素分析。

(7）CO_2对呼吸的刺激原理研究。

(8）影响骨骼肌兴奋－收缩偶联的因素分析。

(9）胸内压和肺内压的关系研究。

(10）胃容受性舒张的神经控制及递质研究。

(11）盐酸刺激胰液分泌的机制研究。

(12）肾上腺素受体激动药与阻断药对心血管活动的影响。

二、实验设计的主要内容

选题确定以后，就要找寻完成的方法和步骤，撰写《实验设计书》，作为进行实验的依据，就如同建筑施工的图纸。《实验设计书》一般应包括以下内容。

1. 课题名称

课题名称即选题。

2. 目的

即要解决的问题或要达到的目的，应力求明确。一个实验项目所包括的内容不宜过多，观察的指标也不宜过多，最好集中解决1~3个问题。

3. 选题依据

选题依据包括理论依据和实验依据。

4. 实验对象

实验对象又称受试对象。功能实验的受试对象可以是人，也可以是动物或动物的某个器官。人体作为实验对象的优点是不存在种属差异，实验所获的结果及结论可直接应用于人体；其缺点是实验方法有严格限制，根据医德规范和有关法律的要求，人是不能随便作为医学实验对象的，无论是基础研究还是临床研究，都有严格的规定，实验本身不能对人体造成任何伤害，如果有可能造成某种伤害而又必须进行，必须让实验对象知情并且同意。因此，医学基础学科的实验对象绝大多数是动物。至于应选择何种动物，主要是根据实验内容来决定的。一般来说应选择与人亲缘相近的动物，但因为实验项目不同，目的不一样，选择其他的动物也完全可以达到预期的目的和效果。选择实验动物时可参考第一章中"实验动物的选择"相关内容。

5. 施加因素

施加因素也称处理因素，是人为设置给实验对象的，相当于生理学概念的刺激（如电刺激、针刺、灸、温度刺激、外科手术等）。施加因素可以是单因素，也可以是多因素，应根据需要确定，不可过多也不宜过少。例如施加因素为药物时，一次实验应用的药物不宜过多，否则易产生分组增多、实验对象样本数增多、实验时间不易控制等，但施加因素过少又会影响实验的水平或质量，即实验的深度和广度。还应注意确定施加因素的强度，同一施加因素可以设置不同的强度，如药物可给不同剂量，电刺激可有不同的电压、电流强度、刺激频率、持续时间，也应视实际需要确定。施加因素还应注意标准化，如药物应为同一生产单位、同一批号，针刺、灸治、手术应尽量同一人操作，电刺激的电压、电流强度、刺激频率、持续时间均应保持一致等。

此外，还应注意尽量减少非施加因素，如实验动物的年龄、性别、体重等对实验结果的干扰（影响），这些也应当尽量标准化。

6. 实验器材

实验器材包括主要仪器设备、器械及施加因素的药品等，应全部列出清单，便于预先准备妥当。

7. 实验方法和步骤

实验方法和步骤应包括动物麻醉及固定方式方法、手术操作程序、实验仪器的有关参数设置等内容。方法必须科学可行，操作步骤应力求规范、精确、方便，功能实验的方法种类很多，具体的方法应视实验目的、技术条件而定。

8. 实验效应

实验效应主要是选择好的观察指标，好的观察指标也是实验成败的关键，一个好的观察指标应有特异性，能反映所研究对象的本质，客观而灵敏，易于观测，记录方便，量化、重复性好，能较真实地反映实验对象的真实情况。应列出所选定的拟观察的各项指标及需处理的项目，还应根据已知理论提出符合逻辑的预先推测的实验结果。

9. 注意事项

列出可能在实验过程中出现的影响实验成败的问题及其解决办法。

10. 主要参考文献

应列出书目（或论文题目）、作者、出处（刊物、图书的页码）、出版时间、地点、单位等。

以上内容根据实际情况，不一定每一项目都必备。

三、实验设计的注意事项

国家中医药管理局科教司曾经对中医药科研项目的规范提出"十五字方针"，即：随机、双盲、对照、多中心、大样本、前瞻性。这个规范相当简明，对当前中医药科研设计具有很强的针对性和指导性，能保证中医药科研设计的科学性、先进性和较高的水平。对于学生在学习期间的实验设计而言，严格按照以上要求显然是不现实的，但以下几点，应引起足够的注意。

1. 确定样本量要适当

样本量太少，结论的可靠性必然差，样本量太大，不仅难以完成，也不必要。理论上讲，样本量越大则结论越可靠，但实践中应是在保证结论可靠的前提下确定最少的样本量。具体方法可参考《卫生统计学》。

2. 设立对照组或对照实验

这是任何一项科研实验的基本要求。生理实验是严格的受控实验,对照的原则是除了待检测的因素不同之外,各对照组与实验组之间的其他条件应完全一致。常用对照形式有空白对照(即在不加任何处理的"自然"条件下进行的观察对照)、标准对照(即以国家或有关行业组织确定的标准值或正常值进行对照)、实验对照(指与某种有关实验条件下出现的结果进行对照)、自身对照(指同一实验对象实验前与实验后有关观察指标数据资料的对比)等。

3. 实验条件必须注意各实验组前后均一致

如实验动物的种类、年龄、性别应相同,体重应接近,分组时应随机;应用的试剂、药物剂型、批号、剂量应相同;刺激强度或手术操作应尽可能一致;其他环境条件(如温度、湿度等)都应尽可能一致。

4. 观察项目应标准化

即应尽量有可量化的、明确的、判定效果的标准,避免仅有活跃、迟钝不迟钝之类定性的描述,标准必须是客观的,实验应当是可重复的。

5. 对同一实验课题应注意应用多方面的方法来设计实验方法和观测项目

例如观察某一神经因素对某一生理指标变化的影响,不仅可用各种刺激神经本身的方法,也可用切断该神经或受体阻断、模拟药物等方法。

四、实验中应注意的问题

(1) 实验中应按设计要求进行全程认真的观察,并及时准确全面地进行记录。
(2) 如发现预料之外的情况,可按原设计进行必要调整,但不能大规模调整。
(3) 对实验结果必须进行全面的整理分析,对实验数据必须按统计学要求进行正确的处理。

五、撰写实验报告应注意的问题

撰写实验报告可参考第一章中"实验报告撰写要求"相关内容,应特别注意:
(1) 对照"实验设计书",检查是否各条均按设计要求完成,如有未完成的项目应客观地、实事求是地找出原因。
(2) 实验结论应符合逻辑地由结果推导而来,若不能得出结论,也可不下结论,不能牵强附会地下结论。
(3) 结果无论是阳性的,或是阴性的,是如预期的,还是与预期不符甚至相反的,都必须实事求是地分析,决不允许任意取舍或修改、增加实验数据以使结论符合自己的主观预期。

第五章 习题与参考答案

一、总 论

(一) 单项选择题

1. 关于实验课描述错误的是
   A. 开设实验课可加深学生对基础理论知识的理解和掌握
   B. 实验前学生必须预习
   C. 实验结果可主观想象记录
   D. 实验中要爱护动物
   E. 实验结束后应做好实验室卫生

2. 撰写的学生实验报告中最重要的内容是
   A. 实验目的   B. 实验原理
   C. 操作步骤   D. 观察项目和实验结果的讨论
   E. 实验方法

3. 生理学实验中玻璃分针的用途是
   A. 划开皮肤   B. 分离神经、血管
   C. 牵拉组织   D. 分离肌肉
   E. 分离皮下组织

4. 记录心肌细胞内的生物电活动用哪一种电极
   A. 普通电极
   B. 神经放电引导电极
   C. 充有水的玻璃微电极
   D. 充有 3mol/L KCl 溶液的玻璃微电极
   E. 充有 3mol/L HCl 溶液的玻璃微电极

5. 关于检压计，下列描述正确的是
   A. 水检压计主要用于测量较高的压力变化
   B. 水银检压计主要用于测量较低的压力变化
   C. 水检压计和水银检压计的工作原理相同
   D. 由 U 形玻璃管固定在空白的木板上构成
   E. U 形管两端均与需测压力的器官相连

6. 用于哺乳类动物实验的生理盐水指的是
   A. 2% NaCl 溶液   B. 1% NaCl 溶液

C. 0.9% NaCl 溶液   D. 0.7% NaCl 溶液

E. 0.5% NaCl 溶液

7. 枸橼酸钠抗凝血的机制是

    A. 促进肝素释放   B. 防止血小板破裂

    C. 加强抗凝血酶作用   D. 去除血浆中 Ca^{2+}

    E. 抑制凝血酶活性

8. 手术操作中若操作者皮肤被划伤,用以下哪种消毒药品

    A. 乳酸   B. 福尔马林   C. 碘伏   D. 漂白粉   E. 石炭酸

9. 作"减压神经放电"记录时,手术操作最方便的实验动物是

    A. 犬   B. 兔   C. 猫   D. 小鼠   E. 大鼠

10. 下列实验中,属于急性离体实验方法的是

    A. 刺激迷走神经离中端观察血压变化

    B. 静脉注射生理盐水观察尿量变化

    C. 观察吸入气中 CO_2 增加时呼吸运动的变化

    D. 记录减压神经放电

    E. 利用坐骨神经腓肠肌标本观察刺激频率与收缩形式的关系

11. 小鼠腹腔注射部位

    A. 上腹部   B. 腹白线上

    C. 下腹部   D. 下腹部腹白线旁

    E. 腹股沟处

12. 小鼠静脉注射最常选用

    A. 耳缘静脉   B. 小隐静脉

    C. 头静脉   D. 尾静脉

    E. 颈外静脉

13. 小鼠最常用处死方法

    A. 空气栓塞   B. 颈椎脱臼

    C. 断头法   D. 开放性气胸

    E. 急性放血

14. 动物的气管插管术中,在甲状软骨上的切口呈

    A. 竖的"I"字形   B. 横的"一"字形

    C. 正"T"字形   D. 倒"T"字形

    E. "十"字形

15. 记录动脉血压和呼吸运动都可选择

    A. 压力换能器   B. 张力换能器

    C. 呼吸流量换能器   D. 心音换能器

    E. 脉搏换能器

16. 测量血压时，压力换能器应放置在
    A. 置于与心脏水平的位置
    B. 置于高于心脏水平位置
    C. 置于低于心脏水平位置
    D. 无所谓
    E. 置于与生物信号记录系统水平的位置

(二) 多项选择题

1. 学生撰写实验报告目的
    A. 通过实验资料的整理、分析、讨论，对实验结果进行正确的分析和解释
    B. 联系实际，巩固理论知识
    C. 可增强应用理论知识解决实际问题的能力
    D. 可增强独立思考能力和进行创造性的理论思维训练
    E. 初步了解学术论文的基本结构和撰写方法，为以后撰写学术论文打基础

2. 下列哪些变化是非电量的
    A. 肌肉收缩   B. 肌电
    C. 尿量的多少   D. 神经干的动作电位
    E. 血压的变化

3. 换能器包括
    A. 压力换能器   B. 张力换能器
    C. 呼吸流量换能器   D. 心音换能器
    E. 脉搏换能器

4. 张力换能器主要用以记录
    A. 骨骼肌的收缩   B. 心肌的收缩
    C. 小肠平滑肌的收缩   D. 呼吸运动
    E. 心肌电变化

5. 水检压计常用作记录
    A. 静脉压   B. 胸内压
    C. 胃内压   D. 肠内压
    E. 动脉压

6. 常用生理盐溶液有
    A. 生理盐水   B. 任氏溶液
    C. 乐氏溶液   D. 台氏溶液
    E. 蒸馏水

7. 常用麻醉剂有
    A. 氨基甲酸乙酯（乌拉坦 urethane）   B. 戊巴比妥钠
    C. 乙醚   D. 碘酒

E. 福尔马林

8. 常用注射给药法有

   A. 肌内注射　　　　　　　B. 皮下注射
   C. 皮内注射　　　　　　　D. 静脉注射
   E. 腹腔注射

9. 常用采血方法有

   A. 耳中央动脉采血　　　　B. 耳缘静脉采血
   C. 股动脉采血法　　　　　D. 股静脉采血法
   E. 心脏采血

10. 急性动物实验一般要求做气管插管术，操作要领有

    A. 从甲状软骨下沿颈正中线切开皮肤和皮下组织，并在气管两侧钝性分离肌肉，暴露气管

    B. 分离气管周围的结缔组织，游离气管，在气管下方穿一条较粗的丝线

    C. 在甲状软骨下方3~4气管软骨环上做一横切口，切口长度约气管直径的1/3，再向头端剪断1~2个软骨环，使成一个"⊥"形切口

    D. 将气管插管沿支气管方向插入，用丝线结扎，然后将结扎线固定于气管插管的分叉处以免滑脱

    E. 插气管插管时，应及时清理气管中的分泌物和血液，以保持呼吸道通畅；气管插管不要过深，以免刺激动物引起躁动和堵塞左、右支气管，造成动物窒息

11. 切开皮肤与止血时，操作要点有

    A. 用左手食指和拇指将预定切口部位的皮肤绷紧，另一手持手术刀，一次将皮肤和皮下组织切开，钝性分离肌肉

    B. 切开皮肤时注意避开神经、血管或内脏器官

    C. 分离肌肉时，应尽量顺肌纤维方向钝性分离，不要随意切断肌肉，以免破坏大量肌肉血管而出血

    D. 止血的方法视破裂血管的大小而定。如果是毛细血管出血，可用温热生理盐水纱布按压出血点止血；如较大血管出血，先用止血钳将出血点或其周围的少量组织一起夹住，然后用丝线结扎止血

    E. 用生理盐水纱布按压止血时，不要来回揩擦组织，以免刚形成的血凝块脱落，又造成重新出血

12. 动脉插管术的操作要领有

    A. 选择口径和动脉相一致的插管，检查是否有破损，尖端是否光滑

    B. 分离好动脉以后（一般选择颈总动脉和股动脉），用一根丝线结扎动脉的远心端，在结扎线下方2~3cm处用动脉夹夹闭动脉的近心端。在动脉夹和动脉的结扎点之间再预置一根线

C. 用眼科剪在靠近远心端结扎处剪一斜切口，切口大小约血管的一半。将动脉插管向心脏方向插入血管内（注意不要插入血管外膜夹层），用备用丝线将插管及血管结扎牢。结扎线的剩余部分固定于插管的侧支或胶带结上以防滑脱

D. 应注意插管的方向与血管一致，防止插管尖端刺破血管

E. 为防止血管平滑肌收缩后管径变小，插管困难，可用温热生理盐水纱布覆盖血管，或用2%普鲁卡因滴在血管上

13. 神经、血管分离术的操作要点有

    A. 神经、血管都是易损伤的组织，在分离时要动作轻柔，小心谨慎

    B. 在分离较大的血管和神经时，应先用玻璃分针将血管或神经周围的结缔组织稍加分离，再用细小的玻璃分针插入已被分开的结缔组织中，沿神经、血管的走向逐步扩大

    C. 分离时应保持其神经血管的自然解剖位置，以便辨认，同时要注意先分离细的神经。把神经都分离穿线后再分离颈总动脉

    D. 对血管的小分支要切断时，应采取双结扎的方法，从中间剪断，切不可用止血钳或带齿镊子夹持血管和神经，以免损坏其结构和功能

    E. 神经、血管下穿线时，丝线必须用生理盐水湿润

14. 实验动物的急救方法有

    A. 首先应进行心脏按压和人工呼吸

    B. 注射强心剂，肌肉或静脉注射0.1%肾上腺素0.5~1ml，必要时直接做心腔注射。注射肾上腺素后心脏开始起搏但不甚有力，可静脉或心腔注射一定量的1% $CaCl_2$

    C. 注射呼吸中枢兴奋剂，当动物呼吸变慢、不规则甚至呼吸停止时，可注射山梗菜碱0.5ml和尼可刹米50mg

    D. 注射高渗葡萄糖液，经动脉采用加压、快速冲击的方法注射50%葡萄糖溶液40ml，可有效地改善血压和呼吸

    E. 动脉快速输血、输液，在失血性休克时的抢救意义较大。动物发生失血性休克时，加压快速地从动脉输血和低分子右旋糖酐，可保持微血管血流通畅，不出现血管中血液凝固

15. 实验结束后常用动物的处死方法有

    A. 空气栓塞法，在动物的静脉内注入一定量的空气，使之发生栓塞死亡

    B. 急性放血法，可在动脉或大静脉处插入血管插管，快速放血，致失血性休克死亡

    C. 开放性气胸法，开胸造成开放性气胸，肺脏发生萎陷，使实验动物窒息而死亡

    D. 化学药物注射处死法，静脉注射10% KCl 5~10ml，可致心脏停跳而

死亡

E. 大鼠和小鼠还可采取用力牵拉头部和脊椎的脊椎脱位法、断头法、击打头部法等

（三）名词解释

1. 换能器（传感器）
2. 刺激电极
3. 生理盐溶液
4. 综合性实验
5. 设计性实验

（四）填空题

1. 生理学实验中常用的手术器械有：_____、_____、_____、_____等。
2. 刺激电极可分为_____和_____两种。
3. 人体动脉血压的记录用_____检压计，胸膜腔内压的记录用_____检压计。
4. 神经屏蔽盒内通常有_____对刺激电极和多对引导电极，以及接地电极；其外的金属板可以防止_____对生物电记录的干扰。
5. 动物实验中生理盐溶液的应用是：两栖类用_____溶液，哺乳类离体心脏用_____溶液，哺乳类离体小肠实验用_____溶液。
6. 25%乌拉坦溶液用于家兔腹腔注射麻醉时，其剂量是每公斤体重_____ml。
7. 实验所需的CO_2可由_____和_____作用生成。
8. 经口给药法有_____和_____两种；若为保证剂量准确，须应用_____法。
9. 动物实验结束后，从静脉向动物体内注入一定量空气，使其死亡的原因是发生了_____。
10. 对血管的小分支要切断时，应采用双结扎法，从_____剪断。

（五）判断题

1. 实验结果的记录应做到具体、清楚、客观、完整。
2. 压力换能器管道处于闭合时，可以用注射器从侧管向换能器内加压。
3. 锌铜弓浸湿任氏液后迅速接触坐骨神经，如腓肠肌发生明显收缩，表明标本具有正常的兴奋性。
4. 张力换能器应根据所测张力的大小进行选择。
5. 配制1000ml生理盐水时，先将干净烧杯内加蒸馏水至1000ml，然后再将0.9g氯化钠加入蒸馏水内搅拌。
6. 肝素既可用于体内抗凝，也可用于体外抗凝。
7. 急性动物实验方法分为在体与离体两种。急性在体实验方法是在无痛条件下剖开动物，暴露出想要观察的器官进行实验。而这个器官是接受整体的神经体液调节的。急性离体实验法是把要研究的器官或组织从动物体内取出，置于适宜的人

工环境中,观察其功能。

8. 家兔的捕捉方法是抓住两只耳朵,悬空提起。

9. 家兔耳部血管的分布是中间为动脉,两侧边缘为静脉。

10. 离体实验中,刺激蟾蜍坐骨神经腓肠肌标本的神经时,总是可以反射性地引起肌肉一次快速收缩。

11. 损毁蟾蜍脑和脊髓时,要防止蟾蜍毒液射入操作者眼内,若误入眼内,应迅速用生理盐水冲洗。

(六) 问答题

1. 简述锌铜弓作为简便刺激器具的原理。
2. 配制任氏溶液(Ringer's)时,加入氯化钙和葡萄糖应注意什么?
3. 插动脉插管记录血压时,为什么要在插管中充满肝素溶液?
4. 常用的麻醉药戊巴比妥钠的水溶液浓度是多少,剂量如何,如麻醉效果不好,怎样补充麻醉?
5. 简述小鼠腹腔注射法。
6. 简述家兔耳缘静脉注射操作方法。

附:参考答案

(一) 单项选择题

1. C 2. D 3. B 4. D 5. C 6. C 7. D 8. C 9. B 10. E 11. D 12. D 13. B 14. D 15. A 16. A

(二) 多项选择题

1. ABCDE 2. ACE 3. ABCDE 4. ABCD 5. ABCD 6. ABCD 7. ABC 8. ABCDE 9. ABC 10. ABCDE 11. ABCDE 12. ABCDE 13. ABCDE 14. ABCDE 15. ABCDE

(三) 名词解释

1. 换能器(传感器):是将非电量的观察指标的变化转化成电变量的装置。
2. 刺激电极:将电脉冲引导来刺激组织的电极。
3. 生理盐溶液:是指在渗透压、酸碱度、各种离子成分等都和动物细胞外液相类似的盐溶液。
4. 综合性实验:是指实验内容涉及本课程的综合知识或与本课程相关的课程知识的实验。
5. 设计性实验:是指给定实验目的要求和实验条件,由学生自行设计实验方案并加以实现的实验。

(四) 填空题

1. 手术刀,剪刀,止血钳,玻璃分针

2. 普通电极，保护电极

3. 水银，水

4. 一，外来电信号

5. 任氏溶液，乐氏溶液，台氏溶液

6. 4

7. 稀盐酸，碳酸钙

8. 口服，灌胃，灌胃

9. 栓塞

10. 中间

（五）判断题

1. 对

2. 错（不可以，由于压力腔内压力突然过高，会损坏压力换能器）

3. 对

4. 对

5. 错（应先加溶质，再加蒸馏水）

6. 对

7. 对

8. 错（右手抓住颈后部皮肤，左手托住臀部，使其成坐位姿势）

9. 对

10. 错（刺激必须达到阈值）

11. 对

（六）问答题

1. 简述锌铜弓作为简便刺激器具的原理。

原理为锌、铜的活泼性不一样，当它们同时与湿润组织接触时，锌失去电子成为正极，铜获得电子成为负极，电流从锌→活体组织→铜的方向流动。这是一种简便的刺激器具。

2. 配制任氏溶液（Ringer's）溶液时，加入氯化钙和葡萄糖应注意什么？

氯化钙溶液须在其他基础溶液混合并加蒸馏水稀释之后，再一面搅拌一面逐滴加入，否则易生成钙盐沉淀。葡萄糖应在临用时加入，因加入葡萄糖的溶液不能久置。

3. 插动脉插管记录血压时，为什么要在插管中充满肝素溶液？

该实验中由于插管时剪开了血管，血管有破损，容易引起插管处凝血。肝素的抗凝血作用很强，常用来作为全身抗凝剂，但如果全身使用，易引起伤口出血。所以采用局部使用。如果肝素的纯度不高，所用的剂量应增大 2~3 倍。

4. 常用的麻醉药戊巴比妥钠的水溶液浓度是多少，剂量如何，如麻醉效果不好,怎样补充麻醉?

戊巴比妥钠常配成 3% 的水溶液,1ml/kg。多由静脉或腹腔注射。如在实验中动物醒来或未达麻醉效果,可由静脉或腹腔补注原剂量的 1/5。动物麻醉后体温下降,应注意保温。

5. 简述小鼠腹腔注射法。

以左手捉持小鼠,使其腹部向上,右手将注射器针头刺入皮肤,其部位是距离下腹部腹白线稍向左或右的位置。向前推进 3~5mm,接着使注射器针头与皮肤呈 45°刺入腹肌。继续向前刺入,通过腹肌进入腹腔后抵抗消失,这时即可缓慢注入药液。

6. 简述家兔耳缘静脉注射操作方法。

剪去耳缘静脉上方皮肤的毛,再用酒精棉球涂擦耳部边缘静脉,或用手指弹耳,或用电灯泡烘烤兔耳使血管扩张。以左手指在兔耳下作垫,右手持注射器,针头经皮下进入血管,一般可见到回血;注射时若无阻力也无皮肤发白、隆起现象,也说明针头在血管内。注射完毕,压住针眼,拔去针头,继续压迫数分钟止血。

二、BL-420S 生物机能实验系统

(一) 单项选择题

1. BL-420S 系统与计算机主板的数据传输接口类型为
   A. 串口　　　B. 并口　　　C. LAN　　　D. USB　　　E. VGA
2. BL-420S 系统前面板共有几个通用输入插座
   A. 1 个　　　B. 2 个　　　C. 3 个　　　D. 4 个　　　E. 5 个
3. BL-420S 系统主要运行于以下哪个操作系统
   A. Windows 7.0　　　　　　B. Windows 8.0
   C. Windows XP　　　　　　D. UNIX
   E. Windows Vista
4. BL-420S 系统,在任一状态按空格键的功能是
   A. 画面冻结　　　　　　　B. 重显资料
   C. 记录数据　　　　　　　D. 退出实验
   E. 返回主菜单
5. BL-420S 系统前面板 CH1、CH2、CH3、CH4 的功能为
   A. 用于交、直流生理信号输入
   B. 用于插入记滴器,记录液体的滴数
   C. 可以监听通道信号的声音
   D. 连接外部触发器
   E. 接外挂放大器

6. 实时实验状态下，按下"Enter"键的功能是

    A. 开始剪辑　　　　　　　　　　B. 终止剪辑

    C. 启动刺激　　　　　　　　　　D. 开始记录

    E. 打印图形

7. TM_WAVE 软件的生物信号波形显示区可以显示几个通道输入的信号图形

    A. 一个　　　B. 二个　　　C. 三个　　　D. 四个　　　E. 五个

8. TM_WAVE 生物信号采集与分析软件工具栏中 ● 按钮功能为

    A. 开始记录　　　　　　　　　　B. 开始采样/回放，实验的开始

    C. 暂停采样/回放，实验的暂停　　D. 停止实验

    E. 屏幕录制

9. TM_WAVE 软件工具栏中 ▶ 按钮功能为

    A. 开始记录　　　　　　　　　　B. 开始采样/回放，实验的开始

    C. 暂停采样/回放，实验的暂停　　D. 停止实验

    E. 屏幕录制

10. TM_WAVE 软件工具栏中 ■ 按钮功能为

    A. 开始记录　　　　　　　　　　B. 开始采样/回放，实验的开始

    C. 暂停采样/回放，实验的暂停　　D. 停止实验

    E. 屏幕录制

11. TM_WAVE 软件工具栏中 ■ 按钮功能为

    A. 开始记录　　　　　　　　　　B. 开始采样/回放，实验的开始

    C. 暂停采样/回放，实验的暂停　　D. 停止实验

    E. 屏幕录制

12. TM_WAVE 软件工具栏中 按钮功能为

    A. 打印图形　　　　　　　　　　B. 两点测量

    C. 区间测量　　　　　　　　　　D. 画图

    E. 编辑

13. TM_WAVE 软件工具栏中 按钮功能为

    A. 编辑图形　　　　　　　　　　B. 图形剪辑

    C. 画图　　　　　　　　　　　　D. 图形编辑窗口

    E. 打开文件

14. TM_WAVE 软件工具栏中 按钮功能为

    A. 编辑图形　　　　　　　　　　B. 图形剪辑

    C. 画图　　　　　　　　　　　　D. 图形编辑窗口

    E. 打开文件

15. BL-420S 系统前面板中 15 芯的插座功能是

    A. 生物电信号的输入　　　　　　B. 压力信号的输入

C. 全导联心电的输入　　　　D. 张力信号的输入

E. 刺激的输出

(二) 多项选择题

1. 以下哪些属于电变量
   A. 心电　　　　　　　　　B. 肌电
   C. 脑电　　　　　　　　　D. 神经电位
   E. 细胞电位

2. 以下哪些属于非电变量
   A. 压力　　B. 流速　　C. 张力　　D. 位移　　E. 声音

3. 生理实验中，常用的换能器有以下哪些
   A. 压力换能器　　　　　　B. 张力换能器
   C. 流量换能器　　　　　　D. 脉搏换能器
   E. 心音换能器

4. 以下哪些是构成当前生物信号采集分析系统的组成部分
   A. 前置放大器　　　　　　B. D/A 转换器
   C. A/D 转换器　　　　　　D. 微处理器
   E. 电源

5. TM_ WAVE 软件中显示方式有
   A. 示波器方式　　　　　　B. 连续扫描方式
   C. 扫描显示方式　　　　　D. 比较显示方式
   E. 刺激标记显示方式

6. TM_ WAVE 软件中数据查找方式有
   A. 按设定查找　　　　　　B. 按间隔查找
   C. 按通用标记查找　　　　D. 按时间查找
   E. 按特殊标记查找

7. 生物电信号的单位一般为
   A. mV　　B. μV　　C. V　　D. A　　E. mA

8. TM_ WAVE 软件中，刺激设置项中刺激方式有
   A. 单刺激　　　　　　　　B. 双刺激
   C. 串刺激　　　　　　　　D. 连续单刺激
   E. 单串刺激

9. TM_ WAVE 软件的分时复用区包括
   A. 刺激参数调节区　　　　B. 控制参数调节区
   C. 显示参数调节区　　　　D. 通用信息显示区
   E. 专用信息显示区

10. TM_WAVE 软件中控制参数调节区的按钮有

  A. 启动刺激   B. "G"增益调节旋钮

  C. "T"时间常数调节旋钮   D. "F"滤波调节旋钮

  E. 50Hz 滤波

（三）名词解释

1. 50Hz 滤波

2. 时间常数

3. 高频滤波

4. 增益

5. 采样速度

6. 刺激标记

7. 记录状态

8. 区域选择

9. 图形剪辑

10. 自动回零

（四）填空题

1. BL-420S 系统包括两个部分，一是_____，二是_____。

2. 被测量的生物信号大体可分为_____与_____两类。

3. 刺激参数中，刺激方式主要有_____、_____等。

4. 换能器的主要作用是_____。

5. 信号选择的作用是_____。

6. 增益选择的作用是_____。

7. 刺激延时指_____。

8. 串长指_____。

9. BL-420S 系统中全导联心电指_____。

10. TM_WAVE 软件的波形显示区可同时显示_____通道的信号图形。

（五）判断题

1. BL-420S 系统中，增益数值越大，表示其放大倍数越小。

2. BL-420S 系统中，扫描速度的数值越大，表示其扫描速度越小。

3. 没有经过调零的放大器能准确记录直流信号。

4. 计数器可计数外触发输入口的事件（如尿滴、动物的活动等）。

5. TM_WAVE 软件系统中，在实验准备尚未完全做好时最好在监视状态下观察，待需要存贮时再进入记录状态，以免占用过多磁盘空间。

（六）问答题

1. 如何启动及退出 BL-420S 生物机能实验系统？

2. BL-420S 系统的 TM_WAVE 软件主要由哪几个功能菜单组成?

3. 刺激器设置中,有哪些常用刺激参数,其含义分别是什么?

4. 简述 TM_WAVE 软件中重新显示资料的方法。

5. 简述区域选择操作步骤。

附:参考答案

(一) 单项选择题

1. D 2. D 3. C 4. A 5. A 6. C 7. D 8. A 9. B 10. C 11. D 12. C 13. B 14. D 15. C

(二) 多项选择题

1. ABCDE 2. ABCDE 3. ABCDE 4. ABCDE 5. ABC 6. CDE 7. ABE 8. ABCD 9. ABCDE 10. BCDE

(三) 名词解释

1. 指把 50Hz 及其附近频率的信号滤除。

2. 指低频滤波,作用为衰减生物信号中混入的低频噪声。

3. 放大器的高频截止频率 (fH),又称低通频率。

4. 指调节放大器的放大倍数,使显示的信号波形大小适宜。

5. 系统采集生物信号的速度,单位 mm/div。

6. 需要表达刺激与反应的关系以及监测刺激信号时,可选择相应通道进行刺激信号的标记。选择好标记显示的通道以及刺激标记的大小,启动刺激后即可直观地在屏幕上看到刺激信号。

7. 开始存贮实验数据,记录过程中,主菜单各项均可进行操作。

8. 指在一个或多个通道显示窗口中选择一块区域,并且该区域以反色方式显示。

9. 指将通道显示窗口中选择的一段波形连同从这段波形中测出的数据一起以图形的方式粘贴到图形剪辑窗口中。

10. 使由于输入饱和而偏离基线的信号迅速回到基线上。

(四) 填空题

1. 硬件,软件

2. 电变量,非电变量

3. 单刺激,连续单刺激

4. 将非电信号转换为电信号

5. 选择每个通道检测信号的种类与性质

6. 调节放大器的放大倍数,使显示的信号波形大小适宜

7. 刺激波形发出之前的初始延时

8. 串刺激或连续串刺激中刺激波形的个数

9. 标准肢体Ⅰ、Ⅱ、Ⅲ导联，单极加压肢体aVR、aVL、aVF导联，胸导联V

10. 4

（五）判断题

1. 对

2. 对

3. 错（必须调零后，放大器才能准确记录直流信号）

4. 对

5. 对

（六）问答题

1. 如何启动及退出BL-420S生物机能实验系统？

启动：①按顺序分别打开显示器电源、BL-420S系统电源、最后开电脑主机电源。②双击桌面上"BL-420S生物机能实验系统"快捷方式图标。

退出：选择TM_WAVE软件"文件"菜单中的"退出"命令。

2. BL-420S系统的TM_WAVE软件顶级菜单条主要由哪几个功能菜单组成？

文件，编辑，输入信号，实验项目，数据处理，工具，窗口，帮助。

3. 刺激器设置中，有哪些常用刺激参数，其含义分别是什么？

（1）刺激方式：有连续和单次两种。

（2）串间隔：在单次刺激时为启动刺激器至出现第一个方波的时间，即延时。

（3）刺激强度。

（4）波宽：波宽表示每个方波的持续时间。

（5）波间隔：波间隔指相邻两方波之间的间隔时间。

（6）串长：单个刺激时表示一次输出的刺激方波数量，连续刺激时表示每串刺激中方波的个数。

4. 简述TM_WAVE软件中重新显示资料的方法。

按时间查找，按通用标记查找，按特殊标记查找。

5. 简述在某个通道显示窗口中进行区域选择的操作步骤。

在将要选择区域的左上角按下鼠标左键以确定选择区域的左上角，然后按住鼠标左键，向右下方拖动鼠标以选择区域的右下角，选中区域以反色显示，当选择好区域的右下角后松开鼠标左键即完成区域选择操作。

三、神经和肌肉

（一）单项选择题

1. 破坏蛙的脑组织应使用

A. 金属探针　　　　　　　　B. 剪刀

C. 止血钳 D. 眼科镊

E. 锌铜弓

2. 损毁脑、脊髓后的牛蛙有何表现
   A. 下颌呼吸运动消失,四肢松软 B. 四肢一侧软,一侧硬
   C. 四肢仍有活动 D. 四肢上肢软,下肢硬
   E. 以上均不是

3. 用下列哪种手术器械分离神经
   A. 镊子 B. 玻璃分针
   C. 止血钳 D. 金属探针
   E. 手术刀柄

4. 在制备坐骨神经干标本时,应在哪个部位剪断脊柱
   A. 骶髂关节以上1cm处 B. 骶髂关节以下1cm处
   C. 骶髂关节处 D. 骶髂关节以下2cm处
   E. 骶髂关节以下3cm处

5. 在制作蛙坐骨神经-腓肠肌标本过程中,尤其是在气温较高和较干燥时,应选用以下哪种液体湿润标本
   A. 台氏液 B. 任氏液
   C. 0.9%NaCl溶液 D. 5%葡萄糖溶液
   E. 1.9%尿素溶液

6. 神经分离完毕后,应在神经下方穿以什么线,以备刺激时提起或结扎用
   A. 干丝线 B. 浸透自来水的丝线
   C. 浸透生理盐水的丝线 D. 干棉线
   E. 以上均不对

7. 在生理学实验中,刺激神经的方式通常选用
   A. 电刺激 B. 机械刺激
   C. 化学刺激 D. 温度刺激
   E. 以上均不是

8. 随着刺激强度的增加,神经干动作电位的幅度有何变化
   A. 动作电位的幅度在一定范围内随刺激强度的增加而增加
   B. 动作电位的幅度在一定范围内随刺激强度的增加而减小
   C. 动作电位的幅度不变
   D. 动作电位的幅度先减少后增加
   E. 以上均不对

9. 在观察坐骨神经干动作电位时,如果将引导电极与刺激电极之间的距离加大,动作电位的幅值会怎么变化
   A. 不变 B. 变大

C. 变小 D. 消失

E. 逐渐变小,直到消失

10. 两个记录电极之间的神经损伤后,神经干的动作电位有何变化

A. 动作电位由双相变为单相

B. 动作电位由单相变为双相

C. 动作电位不变

D. 神经干的动作电位变为三相

E. 以上均不对

11. 将蛙的神经干标本置于4℃的任氏液中浸泡后,神经冲动的传导速度有何改变

A. 明显降低 B. 明显升高

C. 不变 D. 先降低后升高

E. 先升高后降低

12. 在哪一个期,任何强度的刺激都不会使神经干产生动作电位

A. 绝对不应期 B. 相对不应期

C. 超常期 D. 低常期

E. 相对不应期和低常期

13. 在观察蛙神经干动作电位波形的时候,如果将1mol/L KCl 滤纸片贴在外周端的引导电极上,此时动作电位会发生什么样的变化

A. 动作电位波形不变

B. 动作电位波形增大

C. 动作电位波形越来越小,直至消失

D. 动作电位波形较前变小,但不消失

E. 动作电位正负波倒转,大小不变

14. 在电刺激坐骨神经干腓肠肌标本时,刚好引起肌肉发生收缩反应的刺激强度称为

A. 阈值 B. 阈上刺激

C. 最大刺激 D. 阈下刺激

E. 阈电位

15. 当骨骼肌受到一个阈上刺激时,会产生一次

A. 强直收缩 B. 完全强直收缩

C. 不完全强直收缩 D. 单收缩

E. 复合收缩

16. 两个相继阈上刺激的间隔时间大于单收缩的收缩期,但小于单收缩的总时程,则肌肉在舒张不全时发生第二次收缩,肌肉出现锯齿状的波形,此时的收缩为

A. 强直收缩 B. 完全强直收缩
C. 不完全强直收缩 D. 单收缩,其强度大于正常
E. 单收缩,其强度小于正常

17. 人工地增加离体神经纤维浸浴液中的 K^+ 浓度,静息电位的绝对值将如何改变
A. 不变 B. 增大
C. 减小 D. 先增大后减小
E. 先减小后增大

18. 在观察骨骼肌收缩时,系统采集的是什么信号
A. 张力 B. 压力
C. 动作电位 D. 肌电
E. 神经放电

(二) 多项选择题

1. 神经冲动由神经向骨骼肌传递时发生
A. 神经末梢去极化
B. 神经末梢释放去甲肾上腺素
C. 神经递质与受体结合
D. 产生可传播的终板电位
E. 以上过程均不对

2. 神经、血管都是易损伤的组织,在分离时应动作轻柔,并遵循以下哪些原则
A. 分离时应保持神经、血管的自然解剖位置
B. 分离时应沿神经、血管的走向逐步扩大
C. 分离兔颈部的神经时,应先分离减压神经,其次是交感神经,最后是迷走神经
D. 神经都分离穿线后,再分离颈总动脉
E. 分离时可用止血钳或带齿的镊子夹持血管和神经

3. 在制作坐骨神经干时,下列操作哪些是正确的
A. 剥皮后用水冲洗标本
B. 剥皮后冲洗使用过的手术器械
C. 分离神经过程中不断用任氏液湿润标本
D. 避免过度牵拉神经
E. 用金属器械夹神经

4. 在制备坐骨神经腓肠肌标本时需要使用
A. 金属探针 B. 玻璃分针
C. 组织剪 D. 培养皿
E. 蛙板

5. 反射弧由哪几个部分组成
   A. 传入神经　　　　　B. 传出神经
   C. 感受器　　　　　　D. 效应器
   E. 反射中枢

（三）名词解释

1. 双相动作电位
2. 单相动作电位
3. 神经干的阈刺激
4. 神经干的阈上刺激
5. 神经干的最大刺激
6. 单收缩
7. 不完全强直收缩
8. 完全强直收缩

（四）填空题

1. 在制备蛙坐骨神经腓肠肌标本过程中，需要不断滴加_____。

2. 在生理学实验中，我们通常用_____来检查蛙坐骨神经腓肠肌标本的兴奋性。

3. 在蛙神经干动作电位观察的实验中，我们观察到没有损伤的神经干动作电位的波形是_____动作电位。

4. 在蛙神经干动作电位观察的实验中，如果在两个引导电极之间夹伤神经组织，我们观察到的神经干动作电位的波形是_____动作电位。

5. 神经纤维兴奋的传导速度受神经纤维的直径影响，神经纤维的直径越粗，兴奋的传导速度越_____。

6. 在一定范围内，温度越高，神经干兴奋的传导速度就越_____。

7. 不完全强直收缩是两个相继刺激的间隔时间_____单收缩的收缩期，但_____单收缩的总时程。

8. 制作蛙坐骨神经干标本时，不可用金属器械、手去直接接触标本，原因是_____。

（五）判断题

1. 锌铜弓浸湿任氏液后迅速接触坐骨神经，如腓肠肌发生明显收缩，表明标本具有正常的兴奋性。

2. 若损毁蟾蜍的脑和脊髓，要防止蟾蜍毒液射入操作者眼内，若误入眼内，应迅速用生理盐水冲洗。

3. 离体实验中，刺激蛙坐骨神经腓肠肌标本的神经干时，总是可以反射性地引起肌肉一次快速收缩。

4. 直接刺激腓肠肌标本，可见肌肉收缩，这是一种反射活动。

5. 随着刺激频率的增高，肌肉收缩的形式依次表现为单收缩、完全强直收缩和不完全强直收缩。

（六）问答题

1. 在生理学实验中，为什么用任氏液浸泡蛙的神经肌肉标本？

2. 如何判断蛙的脑和脊髓完全被损毁？

3. 记录神经干动作电位时，若刺激电极和引导电极间距离能足够远，可在双相动作电位的下降支出现一个波后，又有第二个甚至第三个波出现，这是什么原因？

4. 记录神经干动作电位时，常在中枢端给予刺激，而在外周端引导动作电位，为什么？若改变神经干方向，动作电位波形会发生什么变化？为什么？

5. 在观察神经干动作电位不应期时，当两个刺激脉冲的间隔时间逐渐缩短时，第二个动作电位如何变化，为什么？

附：参考答案

（一）单项选择题

1. A 2. A 3. B 4. A 5. B 6. C 7. A 8. A 9. C 10. A 11. A 12. A 13. C 14. A 15. D 16. C 17. C 18. A

（二）多项选择题

1. AC 2. ABCD 3. BCD 4. ABCDE 5. ABCDE

（三）名词解释

1. 当动作电位先后通过两个引导电极时，可记录到两个方向相反的电位偏转波形，称双相动作电位。

2. 如果两个引导电极之间的神经组织有损伤，兴奋波只通过第一个引导电极，不能传导到第二个引导电极，则只能记录到一个方向的电位偏转波形，称为单相动作电位。

3. 在刺激的作用时间和强度-时间变化率固定的情况下，引起神经干兴奋所需的最小刺激强度称为神经干的阈刺激。

4. 随着刺激强度的增加，参加反应的神经增加，神经干动作电位的幅度相应逐步增大，这时的刺激称为阈上刺激。

5. 当刺激增大到某一数值时，神经干动作电位的幅度最大，如再增加刺激强度，动作电位的幅度不再增大，这时的刺激称为最大刺激。

6. 给予骨骼肌一次刺激，肌肉产生一次迅速而短暂的收缩，称为单收缩。

7. 如果给予骨骼肌连续刺激，随着刺激频率的增加，若后一个刺激落在前一个刺激引起的收缩过程的舒张期，则形成不完全强直收缩。

8. 如果给予骨骼肌连续刺激，随着刺激频率的增加，若后一个刺激落在前一个刺激引起的收缩过程的收缩期，则形成完全强直收缩。

（四）填空题

1. 任氏液
2. 锌铜弓
3. 双相
4. 单相
5. 快
6. 快
7. 大于、小于
8. 避免神经的兴奋性降低

（五）判断题

1. 对
2. 对
3. 错（不是反射）
4. 错（不是反射，不具有完整的反射弧）
5. 错（应先不完全强直收缩，后到完全强直收缩）

（六）问答题

1. 在生理学实验中，为什么用任氏液浸泡蛙的神经肌肉标本？

任氏液是一种生理盐溶液，是一种渗透压、酸碱度、各种离子成分等都与蛙的细胞外液相类似的盐溶液，因此，用来浸泡蛙的神经肌肉标本，可以保持神经标本的兴奋性。

2. 如何判断蛙的脑和脊髓完全被损毁？

四肢松软、对称，呼吸停止。

3. 记录神经干动作电位时，若刺激电极和引导电极间距离能足够远，可在双相动作电位的下降支出现一个波后，又有第二个甚至第三个波出现，这是什么原因？

这是由于神经干内有不同的神经纤维，这些神经纤维的兴奋阈值、传导速度都不同，从刺激部位传导到引导电极下所需的时间也有差异。蛙坐骨神经干以 A 类纤维为主，A 类纤维又分为 $A\alpha$、$A\beta$、$A\gamma$、$A\delta$，传导快的 $A\alpha$ 纤维首先在记录电极处引导出第一个向上的波，$A\beta$、$A\gamma$、$A\delta$ 的传导速度均比 $A\alpha$ 传导慢，于是随后出现了第二甚至第三个波，从刺激部位到引导电极的距离越远，这种现象就越明显。

4. 记录神经干动作电位时，常在中枢端给予刺激，而在外周端引导动作电位，为什么？若改变神经干方向，动作电位波形会发生什么变化？为什么？

中枢端神经纤维粗，越往外周端神经纤维分支越多，神经干越细。在中枢端给予刺激，如果刺激强度足够大，则可使所有神经纤维都兴奋，在外周端记录的动作电位幅度较大。若改变神经干方向，动作电位波形将减小，因为此时是在外周端给予刺激，即使刺激强度足够大，这部分兴奋的神经纤维包裹在神经干的中央，向外扩散时有衰减，则在中枢端记录到的动作电位幅度就较小，所以常在中枢端给予刺激，而在外周端引导动作电位。

5. 在观察神经干动作电位不应期时，当两个刺激脉冲的间隔时间逐渐缩短时，第二个动作电位如何变化，为什么？

第二个动作电位向第一个动作电位逐渐靠近且幅度逐渐减小，至完全消失。第二个动作电位完全消失表明此时第二个刺激开始落入第一次兴奋的绝对不应期，当动作电位的幅度开始降低时，说明第二个刺激落入第一次兴奋的相对不应期。

四、血 液

(一) 单项选择题

1. 草酸盐抗凝血的机制是什么
   A. 抑制凝血酶活性　　　　　B. 防止血小板破裂
   C. 去除血浆中的钙　　　　　D. 加强凝血酶的活性
   E. 去除纤维蛋白原

2. 下列哪些情况可能导致血细胞比容改变
   A. 严重腹泻　　　　　　　　B. 大量出汗
   C. 大面积烧伤　　　　　　　D. 严重呕吐
   E. 以上都是

3. 肝素抗凝的机制主要是
   A. 与抗凝蛋白结合，使活化的凝血因子迅速灭活
   B. 直接灭活凝血因子
   C. 封闭血小板的磷脂膜表面
   D. 去除血浆中的钙
   E. 以上都是

4. A 型血红细胞膜上的凝集原是
   A. A 凝集原　　　　　　　　B. B 凝集原
   C. AB 凝集原　　　　　　　 D. 既有 A 凝集原，也有 B 凝集原
   E. 没有 A 凝集原，也没有 B 凝集原

5. B 型血红细胞膜上的凝集原是
   A. A 凝集原　　　　　　　　B. B 凝集原
   C. AB 凝集原　　　　　　　 D. 既有 A 凝集原，也有 B 凝集原
   E. 没有 A 凝集原，也没有 B 凝集原

6. A 型标准血清中含有

   A. A 凝集原　　　　　　　　B. 抗 B 凝集素

   C. 抗 A 凝集素　　　　　　　D. B 凝集原

   E. 既有抗 A 凝集素，又有抗 B 凝集素

7. 在 ABO 血型鉴定时，某人血液中的红细胞与 A 型标准血清发生红细胞凝集反应，但与 B 型标准血清没有发生凝集反应，则此人的血型为

   A. A 型　　　　　　　　　　B. B 型

   C. AB 型　　　　　　　　　 D. O 型

   E. Rh（+）

8. 将待测的红细胞与标准血清混匀后，在多长时间后用肉眼观察到红细胞凝集反应

   A. 5min　　　　　　　　　　B. 1min

   C. 10min　　　　　　　　　 D. 15min

   E. 20min

9. ABO 血型分布最少的血型是哪一型

   A. A 型　　　　　　　　　　B. B 型

   C. AB 型　　　　　　　　　 D. O 型

   E. Rh（+）

10. 红细胞凝集现象可表现为

    A. 云雾状　　　　　　　　　B. 纤维状

    C. 透明状　　　　　　　　　D. 均匀颗粒状，震荡后不散开

    E. 颗粒状，震荡后散开

11. 最稀有的血型种类是

    A. Rh（+）、A 型　　　　　 B. Rh（-）、B 型

    C. Rh（-）、AB 型　　　　　D. Rh（+）、O 型

    E. Rh（+）、AB 型

（二）多项选择题

1. 玻片法进行 ABO 血型鉴定时需要哪些工具

   A. 采血针　　　　　　　　　B. 消毒棉签

   C. 玻片　　　　　　　　　　D. 牙签

   E. 试管

2. 父亲为 AB 型，母亲为 A 型，其子女可能的血型为

   A. A 型　　　　　　　　　　B. B 型

   C. O 型　　　　　　　　　　D. AB 型

   E. Rh（+）

3. 在 ABO 血型鉴定时以下操作中正确的有哪些

    A. 用消毒棉球由外向内消毒采血部位

    B. 用已接触血清的牙签再接触伤口

    C. 用一根牙签两头分别接触两种标准血清

    D. 用消毒棉球由内向外消毒采血部位

    E. 将血液与标准血清混合时血液量越少越好

（三）名词解释

1. 血细胞比容
2. 红细胞渗透脆性
3. 红细胞沉降率
4. 血液凝固
5. 出血时间
6. 凝血时间
7. A 型标准血清
8. 红细胞凝集现象

（四）填空题

1. 血细胞比容测定时，离心机的转速是_____，离心时间是_____。
2. 红细胞渗透脆性试验中，红细胞全部破裂时，试管内液体变为_____。
3. 红细胞沉降率的正常范围，男性为_____，女性为_____。
4. 带橡皮条的玻棒充分搅拌血液后，并用水冲洗，则缠绕在玻棒上的是_____，其外观呈_____。
5. 正常人的出血时间约_____分钟；凝血时间玻片法约_____分钟，试管法约_____分钟。
6. 人体常用的末梢采血部位有_____或_____。
7. 显微镜下观察到的凝集现象表现为_____。

（五）判断题

1. 离心管内的血液离心后，上层是红色，下层是淡黄色，两层分界处有一白色薄层。
2. 白细胞抵抗低渗溶液的能力比红细胞强。
3. 血沉管垂直放置于支架上，其内血液的液面应到刻度 0 处。
4. 将装有血液的试管放于冰水浴槽中，其血液凝固时间会延长。
5. 测量出血时间时，可用手按压住采血部位。
6. 凝血时间测定中，自然流出的第一滴血应当用干棉球轻拭去。
7. 交叉配血时，用滴管分别吸取供血者的血清和受血者的红细胞悬液配合作为主侧。

(六) 问答题

1. 为什么在某些疾病时红细胞下沉显著加快？
2. 血浆与血清的区别有哪些？
3. 临床上外科手术时用温热生理盐水纱布按压出血部位止血的机理是什么？
4. 红细胞凝集和红细胞叠连有何区别？

附：参考答案

(一) 单项选择题

1. C 2. E 3. A 4. A 5. B 6. B 7. B 8. C 9. C 10. D 11. C

(二) 多项选择题

1. ABCD 2. ABDE 3. CD

(三) 名词解释

1. 血细胞在全血所占的容积百分比。
2. 红细胞在低渗溶液中发生膨胀、破裂的特性。
3. 将血液与抗凝剂按一定比例混匀后静置于垂直放置的血沉管中，红细胞因其比重较大而下沉，通常以红细胞在第一小时末下沉的距离表示红细胞的沉降速度。
4. 指血液由流动的液体状态变成不能流动的凝胶状态的过程。
5. 指将皮肤毛细血管刺破后，出血自然停止所需的时间。
6. 将静脉血放在玻璃试管内，观察自采血开始至血凝所需的时间。
7. 指含有抗B抗体的血清。
8. 指将不同血型的两个人的血液混合，红细胞可彼此聚集成簇，不论如何振荡，红细胞均不能再散开的现象。

(四) 填空题

1. 3000r/min，30min
2. 均匀红色
3. 0～15mm/h，0～20mm/h
4. 纤维蛋白，晶体网状
5. 1～4，2～8，4～12
6. 耳垂，指尖
7. 红细胞聚集成簇

(五) 判断题

1. 错（离心管的上层是淡黄色，下层是红色，两层分界处有一白色薄层

2. 错（红细胞抵抗低渗溶液的能力比一般细胞强）

3. 对

4. 对

5. 错（测量出血时间时，是让血液自行流出，然后自行停止）

6. 对

7. 错（应该是供血者的红细胞悬液和受血者的血清配合作为主侧）

（六）问答题

1. 为什么在某些疾病时红细胞下沉显著加快？

红细胞有一个生理特性是悬浮稳定性，指血液中的红细胞能够较稳定地分散于血浆中不易下沉的特性。通常以第 1 小时末红细胞下沉的距离（即析出的血浆高度）表示红细胞沉降的速度，称为红细胞沉降率，简称血沉。血沉的快慢是衡量红细胞悬浮稳定性的指标。

发生某些疾病时，红细胞易于叠连，使其总的外表面积与体积之比减小，从而使摩擦阻力减小，所以血沉较快。如风湿热、肺结核活动期和恶性肿瘤的患者。若将血沉快的患者的红细胞，置于正常人的血浆中，则形成叠连的程度和红细胞沉降的速度并不加大。说明使红细胞发生叠连的因素并不在红细胞本身，而与血浆成分有关，一般认为白蛋白可提高红细胞悬浮稳定性，使红细胞下沉减慢，球蛋白与纤维蛋白原能降低红细胞的此种特性，使红细胞沉降加快。

2. 血浆与血清的区别有哪些？

血浆是全血除去血细胞的液体部分。通常用抗凝血液离心除去血细胞而得血浆。血浆中主要含有水、低分子物质和各种血浆蛋白质。血浆内也含有各种凝血物质，如纤维蛋白原。

血清是血液凝固发生 1～2h，血凝块会发生收缩，并释放出淡黄色的液体。血清中也含有水、低分子物质和蛋白质。与血浆相比主要区别是：①血清缺乏纤维蛋白原和少量参与血凝的其他血浆蛋白质；血浆则含有纤维蛋白原和少量参与血凝的其他血浆蛋白质。②血清含有少量血凝时由血小板释放的物质，而血浆没有。

3. 临床上外科手术时用温热生理盐水纱布按压出血部位止血的机理是什么？

外科手术时用温热生理盐水纱布按压出血部位，因为纱布的粗糙面可以激活 $FXII$，又可以引起血小板释放凝血因子，一定的温度可提高血凝过程中酶的活性，加速血凝的酶促反应。

4. 红细胞凝集和红细胞叠连有何区别？

红细胞凝集和红细胞叠连产生的机制不一样。

红细胞凝集是将不同血型的两个人的血液混合，红细胞可彼此聚集成簇，不论如何振荡，红细胞均不能再散开的现象。发生的机制是在红细胞膜上的凝集原（抗原）与血浆中的凝集素（抗体）发生抗原 - 抗体反应，由于每个抗体具有 10 个左右与抗原结合的部位，所以抗体可在若干个带有相应抗原的红细胞中间形成桥梁，从而使红细胞聚集成簇,不再分开,而且常常伴有红细胞受到损伤破裂溶血。

红细胞叠连是指在发生某些疾病时,红细胞能较快地互相以凹面相贴,形成一叠红细胞的现象。正常情况下,因为红细胞呈双凹圆碟形,其表面积与体积的比值大,使它与血浆之间产生的摩擦力较大;而且红细胞膜带负电荷,使红细胞之间相互排斥。所以红细胞具有悬浮稳定性,能悬浮于血浆不易下沉,不会形成红细胞叠连。红细胞叠连发生的机制在于血浆成分的变化,而不在于红细胞本身。血浆中纤维蛋白原和球蛋白及胆固醇含量增加时,红细胞易于发生叠连。发生叠连的红细胞并没有受到损伤,所以不会破裂。

五、循 环

(一) 单项选择题

1. 动物实验中,将蛙处死后立即打开胸腔暴露心脏,可见
   A. 蛙心仍按一定频率规律跳动　　B. 蛙心停止跳动
   C. 蛙心偶有跳动　　D. 蛙心无规律跳动
   E. 以上均可出现

2. 两栖类动物心脏(如蛙)的正常起搏点是
   A. 静脉窦　　B. 心房
   C. 窦房沟　　D. 房室沟
   E. 心室

3. 企图阻断蛙心的窦-房兴奋传导时,结扎丝线的结扎部位在
   A. 窦房沟　　B. 房室沟
   C. 动脉圆锥与心室之间　　D. 腔静脉与静脉窦之间
   E. 以上均可以

4. 企图阻断蛙心的房-室兴奋传导时,结扎部位在
   A. 窦房沟　　B. 房室沟
   C. 动脉圆锥与心室之间　　D. 腔静脉与静脉窦之间
   E. 以上均可以

5. 在心肌收缩的哪个时期给予任何强大的外加刺激都不能引起心肌兴奋和收缩
   A. 收缩期　　B. 收缩早期
   C. 收缩期和舒张早期　　D. 舒张中期
   E. 舒张晚期

6. 在下列哪个时期给予额外电刺激可引起期前收缩
   A. 绝对不应期　　B. 局部反应期
   C. 相对不应期和超常期　　D. 超常期

E. 有效不应期

7. 以一个足够大的电刺激作用于暂时停跳心脏的左心房,可能引起收缩的部分是

   A. 仅左心房　　　　　　　　B. 仅右心房
   C. 仅左心房和右心房　　　　D. 整个心脏
   E. 仅受刺激的局部少数心肌细胞

8. 记录小鼠心电图时,用0.3%戊巴比妥钠腹腔麻醉,每只一般约需

   A. 0.1~0.2ml　　　　　　　B. 0.2~0.4ml
   C. 0.6~0.8ml　　　　　　　D. 0.8~1.0ml
   E. 1.0~1.2ml

9. 摘取蛙心脏时,剪下心脏的部位是

   A. 静脉窦靠心房处　　　　　B. 窦房沟处
   C. 房室沟处　　　　　　　　D. 静脉窦下方靠外周处
   E. 静脉窦处

10. 蛙心灌流实验中,蛙心插管应从哪里插入心脏

    A. 静脉窦　　　　　　　　　B. 心房
    C. 心室　　　　　　　　　　D. 心室右上角的动脉干
    E. 腔静脉

11. 进行心音听诊时,检查者位于受试者的

    A. 左侧　　　　　　　　　　B. 右侧
    C. 前面　　　　　　　　　　D. 背后
    E. 任意方位

12. 正常人S_1在何处听诊最清晰

    A. 心尖部　　　　　　　　　B. 三尖瓣听诊区
    C. 主动脉瓣听诊区　　　　　D. 肺动脉瓣听诊区
    E. 剑突上

13. 听诊心音时,听诊器应

    A. 贴于胸前皮肤　　　　　　B. 隔着一层衣服
    C. 隔着两层衣服　　　　　　D. 背部皮肤
    E. 以上均可以

14. 测定人体动脉血压时,以下操作错误的是

    A. 受试者应安静5min以上,可仰卧位或坐位
    B. 受试者右手掌向上,手臂外展,使上臂中段与心脏处于同一水平
    C. 血压计的袖带气囊缚于受试者肘窝处
    D. 听诊器耳器戴于检测者,胸件放于受试者肱动脉搏动处
    E. 检测者两眼应平视水银柱

15. 家兔耳缘静脉注射麻醉药的剂量应是
    A. 0.3%戊巴比妥钠 1ml/kg
    B. 3%戊巴比妥钠 1ml/kg
    C. 3%戊巴比妥钠 2ml/kg
    D. 20%氨基甲酸乙酯 4ml/kg
    E. 25%氨基甲酸乙酯 5ml/kg

16. 做动脉插管术时,压力换能器腔和动脉插管内应注满
    A. 生理盐水　　　　　　　B. 清水
    C. 肝素　　　　　　　　　D. 石蜡油
    E. 戊巴比妥钠

17. 插动脉插管时,压力换能器上连接的两个三通管的开关状态应是
    A. 直管的三通管开,侧管的三通管关
    B. 直管的三通管开,侧管的三通管开
    C. 直管的三通管关,侧管的三通管关
    D. 直管的三通管关,侧管的三通管开
    E. 以上都可以

18. 颈动脉窦压力感受器的本质是
    A. 化学感受器　　　　　　B. 温度感受器
    C. 伤害性感受器　　　　　D. 机械感受器
    E. 电磁感受器

19. 给家兔静脉注射1:10 000去甲肾上腺素0.3ml,血压和心率的变化是
    A. 血压升高,心率加快　　B. 血压降低,心率加快
    C. 血压升高,心率减慢　　D. 血压降低,心率减慢
    E. 血压先降低,再升高;心率加快

20. 牵拉颈总动脉,主要刺激的感受器及血压的变化是
    A. 颈动脉窦压力感受器,血压降低
    B. 颈动脉窦压力感受器,血压升高
    C. 主动脉体化学感受器,血压降低
    D. 主动脉体化学感受器,血压升高
    E. 主动脉弓压力感受器,血压升高

(二) 多项选择题

1. 蛙心脏的腔室有
    A. 左心房　　　　　　　　B. 右心房
    C. 左心室　　　　　　　　D. 右心室
    E. 一个心室

2. 观察期前收缩时,以下操作正确的有

   A. 蛙心夹在心脏收缩期夹住少许心尖

   B. 移动张力换能器,使夹在蛙心的蛙心夹垂直上移,不要过分牵拉

   C. 实验中随时用任氏液润湿心脏

   D. 给予心脏电刺激时,先要在肌肉上检查是否有刺激输出

   E. 只在心室舒张期给予电刺激

3. 标准双极肢体导联包括

   A. Ⅰ导联　　　　　　　　　B. Ⅱ导联

   C. Ⅲ导联　　　　　　　　　D. aVR 导联

   E. aVL 导联

4. 观察微循环时,需记录的内容有

   A. 小动脉形状　　　　　　　B. 小静脉形状

   C. 毛细血管形状　　　　　　D. 红细胞形态

   E. 各血管内血流特点

5. 适当施加以下哪些因素可使蛙的心搏曲线增强

   A. 2%氯化钙　　　　　　　B. 1∶10 000 乙酰胆碱

   C. 1∶10 000 肾上腺素　　　D. 无钙任氏液

   E. 3%乳酸

6. 用听诊器贴着胸壁,在正常人可听到

   A. S_1　　　B. S_2　　　C. S_3　　　D. S_4　　　E. 杂音

7. 以下关于动脉血压数值的判断正确的是

   A. 听到的第一声响时的水银柱刻度是收缩压

   B. 听到的第一声响时的水银柱刻度是舒张压

   C. 听到的声响突然减弱时的水银柱刻度是收缩压

   D. 听到的声响突然减弱时的水银柱刻度是舒张压

   E. 听到的声响最强时的水银柱刻度是舒张压

8. 人体心电图测量时,将引导电极与皮肤固定,固定方式是

   A. 红色连在右手　　　　　　B. 黄色连在左手

   C. 绿色连在左足　　　　　　D. 黑色连在左足

   E. 黑色连在右足

9. 家兔的最佳麻醉状态是

   A. 角膜反射迟钝或消失　　　B. 四肢松软

   C. 呼吸平稳缓慢　　　　　　D. 皮肤疼痛反射消失

   E. 呼吸深而慢

10. 颈总动脉鞘内的神经血管有

    A. 颈迷走神经干　　　　　　B. 颈交感神经干

C. 减压神经   D. 颈外静脉

E. 颈总动脉

11. 在进行动脉插管时，以下操作正确的是

    A. 动脉插管与压力换能器的直管相连

    B. 用肝素溶液排尽压力换能器腔和动脉插管内的空气

    C. 结扎颈总动脉的远心端，动脉夹夹闭近心端

    D. 在靠结扎处朝心脏方向剪一"V"字形口

    E. 结扎固定动脉插管后，结扎线要绕在动脉插管的胶带上再结扎，防止滑脱

12. 基础血压波形中的描述正确的是

    A. 一级波的频率可代表心率

    B. 一级波的幅度表示脉压

    C. 一级波中最高点为收缩压

    D. 一级波中最低点为舒张压

    E. 二级波与呼吸周期有关

13. 夹闭家兔颈总动脉时，出现的变化有

    A. 颈动脉窦压力感受器所受的牵张刺激减弱

    B. 心迷走中枢的紧张性增强

    C. 心脏活动增强

    D. 外周血管收缩

    E. 动脉血压升高

14. 电刺激迷走神经外周端，血压的变化及其机制是

    A. 血压升高

    B. 血压降低

    C. 末梢释放乙酰胆碱，与心肌细胞膜上 M 受体结合，使心脏活动减弱

    D. 末梢释放乙酰胆碱，与心肌细胞膜上 M 受体结合，使心脏活动加强

    E. 末梢释放去甲肾上腺素，与心肌细胞膜上 M 受体结合，使心脏活动减弱

15. 以下实验项目中，结果正确的有

    A. 电刺激减压神经，血压降低

    B. 电刺激减压神经外周端，血压不变

    C. 先静脉注射阿托品，再注射乙酰胆碱，血压不变

    D. 先静脉注射普萘洛尔，再注射肾上腺素，血压降低

    E. 先静脉注射酚妥拉明，再注射去甲肾上腺素，血压降低

（三）名词解释

1. 自律细胞

2. 正常起搏点

3. 期前收缩

4. 代偿间歇

5. 心电图

6. 导联

7. 容积导体

8. 内环境

9. 心音

10. 收缩压

11. 舒张压

12. 神经放电

（四）填空题

1. 蛙心起搏点分析实验中，暴露心脏后，应随时用_____润湿心脏表面。

2. 对蛙心进行局部加温时，温度不宜_____，以防损伤_____。

3. 记录心肌收缩曲线，操作时将连有细线和焊有漆包线的蛙心夹在_____时期夹住少许心尖。

4. 心肌每发生一次兴奋后，其兴奋性发生一系列周期性变化，与其他可兴奋组织相比，其特点是_____，几乎相当于整个收缩期和舒张早期。

5. 连接在蛙心夹上的漆包线及用以与刺激电极相连的漆包线的一小段应____。

6. 以Ⅱ导联为例，P波代表_____，QRS波群代表_____，P-R间期代表_____，S-T段代表_____，T波代表_____。

7. 如果用小鼠记录心电图，麻醉效果不佳时，_____会干扰心电图波形。

8. 为避免肌电干扰心电图记录，记录电极应_____。

9. 蛙心容积导体实验中任氏液液面应_____引导电极。

10. 蛙的心脏有_____个心室，_____个心房。

11. 在蛙肠系膜上滴加0.01%肾上腺素，血管口径____，血流速度____，毛细血管数量_____。

12. 制作蛙心灌流标本时，蛙心插管从_____插入心室，且蛙心插管中应充满_____，标本固定好后，应及时_____，防止血凝块堵塞插管。

13. 蛙心灌流实验中每次换药时，都应先迅速用_____冲洗，使_____恢复后进行下一项目。

14. S_1标志_____，特点是_____；S_2标志_____，特点是_____。

15. 进行心音听诊时，室内应保持_____，受试者采用_____或_____位。

16. 二尖瓣听诊区位于_____，三尖瓣听诊区位于_____，主动脉瓣听诊区位于_____，肺动脉瓣听诊区位于_____。

17. 在常规体检中，人体动脉血压均采用_____方法，使用_____测量仪器。常采用的测定部位是_____，测量的是_____动脉的血压。

18. 测量动脉血压时，袖带气囊下缘应位于_____；减压（放气）过程中，水银柱下降的最佳速度是_____。

19. 测量动脉血压后记录的表示方式是：_____；测量完毕后，应将血压计倾斜_____后再关紧开关。

20. 心电图纸上的横坐标表示_____，纵坐标表示_____。

21. 导联Ⅰ的连接方法为：引导电极连在_____，参考电极连在_____；导联Ⅱ的连接方法为：引导电极连在_____，参考电极连在_____；导联Ⅲ的连接方法为：引导电极连在_____，参考电极连在_____。

22. "心血管活动的神经体液调节"实验中用以反映心脏和血管功能的指标是_____。

23. 在生理状态下，哺乳类动物血压的相对稳定主要依赖于_____的调节。

24. 降压神经放电的记录电极为_____，放电的声音类似_____。

25. 当动脉血压升高时，降压神经放电的声音将_____，放电波形的大小将_____。

（五）判断题

1. 在窦房沟结扎，心脏停跳一会儿后，心房、心室恢复跳动，且心房跳动频率比心室快。

2. 电刺激心脏收缩的各个时期，若都未出现期前收缩，则可适当调整波宽和强度。

3. 不同的导联记录同一心脏电活动的波形是一样的。

4. 若伤及蛙心的静脉窦，则心脏的活动减弱，甚至停跳。

5. 最细的毛细血管中可见单个红细胞缓慢流过。

6. 蛙心灌流时，心脏下方的张力换能器受力片端应向上倾斜，防止溶液流进换能器。

7. 正常人 S_2 在心底部听诊最清晰。

8. 间接测量肱动脉血压时，为了方便操作，听诊器胸件可以伸入袖带下进行测量。

9. 运动过后立即测量血压这种做法是不正确的。

10. 耳缘静脉注射药物时应从远心端开始。

11. 实验结束后，应结扎颈总动脉的近心端，再将动脉插管拔出。

12. 若降压神经放电低，可将引导电极向中枢端移动，以便记录到清晰的神经放电。

（六）问答题

1. 在窦房沟处或房室沟处结扎后，心房和心室停跳时间过长，怎么处理？

2. 代偿间歇是如何出现的？

3. 微循环的通路有哪几条？

4. 控制微循环血流量的闸门分别位于哪里？

5. 如何判断收缩压的大小？原理是什么？

6. 如何判断舒张压的大小？原理是什么？

7. 简述心电图中 P 波、QRS 波、T 波、P－T 间期、S－T 段、Q－T 间期的生理意义。

8. 用动脉插管插入颈总动脉前，应充满肝素溶液的目的是什么？

9. 实验中所观察到的血压二级波形成的原因是什么？

10. AD、NE 两种药物，哪一种对实验动物的升压作用更明显？试分析原因。

11. 直接测量动脉血压时，若压力传感器密封性不好，会出现什么现象？

附：参考答案

（一）单项选择题

1. A 2. A 3. A 4. B 5. C 6. C 7. D 8. B 9. D 10. D 11. C 12. A 13. A 14. C 15. B 16. C 17. A 18. D 19. C 20. A

（二）多项选择题

1. ABE 2. BCD 3. ABC 4. ABCE 5. AC 6. AB 7. AD 8. ABCE 9. ABCD 10. ABCE 11. ABCDE 12. ABCDE 13. ACDE 14. BC 15. ABC

（三）名词解释

1. 具有自动节律性的细胞。

2. 窦房结的自律性最高，是心脏活动的正常起搏点。

3. 心室产生的一次正常节律以外的收缩。

4. 期前收缩之后的一段较长的心脏舒张期。

5. 用引导电极置于肢体或躯体一定部位记录到的心电变化的波形。

6. 为了比较心电图，规定了一定的记录部位，即导线连接的方法。

7. 人体的组织和体液都可导电，且具有三维空间，因此人体即是容积导体。

8. 即细胞外液，是细胞直接接触和生活的环境。

9. 心肌收缩时，心脏瓣膜关闭和血液撞击心室壁和大动脉壁引起的震动产生的声音。

10. 心室收缩射血时，动脉血压快速上升达到的最高值。

11. 心室舒张，动脉血压下降，在下次射血前降到的最低值。

12. 神经纤维产生的一连串动作电位。

（四）填空题

1. 任氏液

2. 不宜过高，损伤心肌

3. 心脏舒张期

4. 有效不应期很长

5. 将漆刮掉

6. 两心房去极化过程，两心室去极化过程，兴奋由窦房结传到心室所需的时间，心室肌细胞动作电位平台期的长短，两心室复极化的过程

7. 肌电

8. 接在插在皮下的大头针上

9. 浸过

10. 一，二

11. 变小，减慢，减少

12. 主动脉瓣，任氏液，更换新鲜任氏液

13. 任氏液，心搏

14. 心室收缩的开始，音调较低，持续时间较长，响度较大，心室舒张期的开始，音调较高，持续时间短，响度较低

15. 安静，仰卧位或坐位，胸部

16. 心尖部，胸骨左缘第4、5肋间，胸骨右缘第2肋间，胸骨左缘第2肋间

17. 间接测量，汞柱式血压计，上臂，肱

18. 肘窝上2cm，2~5mmhg/s

19. 收缩压/舒张压，45°

20. 时间，电压

21. 左臂，右臂，左腿，右臂，左腿，左臂

22. 血压

23. 降压反射

24. 神经放电引导电极，火车开动

25. 变大，变大

（五）判断题

1. 错（心房和心室跳动频率一样）

2. 对

3. 错（不同导联记录到的心脏波形是不同的）

4. 对

5. 对

6. 错（应向下倾斜）

7. 错（正常人 S_2 在胸骨旁第2肋间听得最清楚）

8. 错（听诊器胸件不能伸入袖带下进行测量）

9. 对

10. 对

11. 对

12. 错（应将引导电极向近心端移动）

（六）问答题

1. 在窦房沟处或房室沟处结扎后，心房和心室停跳时间过长，怎么处理？

结扎后如心房和心室停跳时间过长，可用玻璃分针给心房和心室一机械刺激，或对心房、心室加温，促进心房和心室恢复跳动。

2. 代偿间歇是如何出现的？

紧接着期前收缩后传来的一次窦性兴奋传到心室时，常正好落在期前兴奋的有效不应期内，因而不能引起心室兴奋和收缩，必须等到下次窦房结的兴奋传来，才能发生兴奋和收缩，所以在一次期前收缩之后往往有一段较长的心脏舒张期，称为代偿间歇。

3. 微循环的通路有哪几条？

直接通路、动静脉短路、迂回通路。

4. 控制微循环血流量的闸门分别位于哪里？

微动脉是总闸门，毛细血管前括约肌是分闸门，微静脉是后闸门。

5. 如何判断收缩压的大小？原理是什么？

在水银柱下降过程中，当听到第一声血管音时，血压表水银柱上的刻度值为收缩压。原理是：在放气降压的过程中，当袖带内压力略低于收缩压的瞬间，血液可在压力达到收缩压时，通过被压迫而变窄的肱动脉，形成涡流，发出声音，此时用听诊器在肱动脉远端可听到声音，而血压计水银柱的读数就是收缩压。

6. 如何判断舒张压的大小？原理是什么？

袖带继续放气，血管音由高变低这一瞬间，水银柱上刻度值为舒张压。原理是：当袖带内的压力越接近舒张压时，血管内血流由断续变为连续，失去形成涡流的因素，声音突然降低或消失，此时水银柱读数就是舒张压。

7. 简述心电图中P波、QRS波、T波、P-T间期、S-T段、Q-T间期的生理意义。

P波代表两心房去极化过程，QRS波群代表两心室去极化过程，T波代表两心室复极化的过程，P-R间期代表兴奋由窦房结传到心室所需的时间，S-T段代表心室肌细胞动作电位平台期的长短，Q-T间期的时程与心率成反比关系。

8. 用动脉插管插入颈总动脉前，应充满肝素溶液的目的是什么？

防止在压力作用下流入动脉插管和换能器的血液凝固。

9. 实验中所观察到的血压二级波形成的原因是什么？

血压二级波与呼吸周期有关。吸气时，胸内负压增大，肺静脉扩张，左心静脉回心血量减少，左心射血量减少，动脉血压降低；呼气时，则反之，动脉血压升高。

10. AD、NE 两种药物，哪一种对实验动物的升压作用更明显？试分析原因。

NE 的升压作用更明显。AD 对总外周阻力的影响不大，而 NE 能使全身血管广泛收缩，外周阻力明显增大，从而使动脉血压明显升高。

11. 直接测量动脉血压时，若压力传感器密封性不好，会出现什么现象？

会出现血液通过动脉插管流向压力换能器，并从换能器中漏出。

六、呼 吸

（一）单项选择题

1. 若以肺内压为指标记录呼吸运动，使用的换能器是

    A. 呼吸波传感器　　　　　　B. 张力换能器

    C. 压力换能器　　　　　　　D. 心音换能器

    E. 脉搏换能器

2. 呼吸运动与膈肌放电的关系是

    A. 膈肌先放电，随后产生吸气　　B. 膈肌放电结束后，产生吸气

    C. 吸气时，膈肌不放电　　　　　D. 先吸气，再出现膈肌放电

    E. 吸气、呼气时，膈肌均放电

3. 适当增加吸入气中二氧化碳时，呼吸增强的原因是

    A. 主要刺激颈动脉体、主动脉体化学感受器

    B. 主要刺激中枢化学感受器

    C. 刺激颈动脉窦压力感受器

    D. 刺激肺牵张感受器

    E. 刺激主动脉弓压力感受器

4. 当吸入气中二氧化碳由 0.04% 增高到 7% 以上时，呼吸运动的变化是

    A. 呼吸加深加快　　　　　　B. 呼吸变深变慢

    C. 呼吸无变化　　　　　　　D. 呼吸变浅变快

    E. 呼吸抑制

5. 静脉注射乳酸时，下列描述错误的是

    A. 血中 H^+ 浓度增高　　　　B. 主要刺激外周化学感受器

    C. 对中枢有抑制作用　　　　D. 使呼吸中枢兴奋

    E. 呼吸加深加快

6. 切断一侧迷走神经时，下列描述正确的是

    A. 呼吸加深加快　　　　　　B. 迷走神经传入冲动增多

    C. 兴奋吸气切断机制　　　　D. 使吸气向呼气转换的时间延长

    E. 肺扩张反射作用加强

7. 胸膜腔内压测定时，穿刺的部位在
   A. 左锁骨中线第 1 肋间隙　　B. 左锁骨中线第 3 肋间隙
   C. 胸骨左缘第 3 肋间隙　　　D. 剑突下
   E. 心尖搏动处

（二）多项选择题

1. 呼吸运动过程中与呼吸周期性变化有关的是
   A. 肺内压　　　　　　　　　B. 胸膜腔内压
   C. 膈肌放电　　　　　　　　D. 膈神经放电
   E. 膈肌舒缩活动
2. 长管呼吸时，呼吸加深加快的原因是
   A. 动脉血中 PCO_2 增高　　B. 动脉血中 PO_2 降低
   C. 刺激颈动脉体化学感受器　D. 刺激中枢化学感受器
   E. 刺激颈动脉窦压力感受器
3. 刺激一侧迷走神经中枢端，呼吸的变化及机制是
   A. 呼吸停止　　　　　　　　B. 迷走神经传入冲动增多
   C. 持续抑制吸气的发生　　　D. 呼吸加深加快
   E. 肺牵张感受器兴奋

（三）名词解释

1. 呼吸运动
2. 呼吸中枢
3. 肺内压
4. 胸膜腔内压
5. 肺扩张反射
6. 膈神经放电

（四）填空题

1. 做好气管插管之前，可将家兔舌拉出口腔，目的是_____。
2. 耳缘静脉注射麻醉剂（如 3% 戊巴比妥钠）时，推注速度应_____。
3. 根据_____、_____等指标来判断麻醉是否生效。
4. 实验过程中如动物醒来，应按_____标准来补充麻醉剂。
5. 缺氧使呼吸增强主要是刺激_____，而对中枢是_____作用。
6. 切断双侧迷走神经后，呼吸的幅度将_____，频率将_____。
7. 胸膜腔内压的测定可用_____检压计。平静呼吸时，吸气末胸内负压比呼气末要_____。
8. 气胸时，胸内负压将____，肺将_____。

9. 膈神经放电的图形呈____，主要发生在呼吸运动的____过程，其声音呈____。

（五）判断题

1. 用压力换能器描记呼吸运动时，其直管通过橡皮管与气管插管的一分支连接，侧管打开。
2. 用压力换能器记录呼吸运动曲线时，气管插管通气状态不得变动。
3. 刺激迷走神经时，应先在肌肉上检查刺激输出的大小。
4. 引导电极尽量放在膈神经的中枢端，以便信号不好时向外周端移动。
5. 胸膜腔穿刺时，应沿着肋骨下缘垂直刺入胸膜腔。

（六）问答题

1. 如何用膈肌舒缩活动描记呼吸运动？
2. 迷走神经在呼吸运动的调节中起何作用？

附：参考答案

（一）单项选择题

1. C 2. A 3. B 4. E 5. C 6. D 7. B

（二）多项选择题

1. ABCDE 2. ABCD 3. ABC

（三）名词解释

1. 呼吸肌收缩舒张引起的胸廓节律性扩大和缩小。
2. 在中枢神经系统内产生和调节呼吸运动的神经细胞群。
3. 肺内气道和肺泡内气体的压力。
4. 胸膜腔内的压力。
5. 肺充气或扩张时抑制吸气的反射。
6. 膈神经产生的动作电位。

（四）填空题

1. 防止舌根后坠堵塞呼吸道
2. 慢
3. 角膜反射，四肢肌张力
4. 补药量不能超过总药量的1/5
5. 外周化学感受器，抑制
6. 增大，减慢
7. 水，大
8. 减小，萎缩塌陷

9. 梭形，吸气，吹风样

（五）判断题

1. 错（侧管关闭）

2. 对

3. 对

4. 错（膈神经的外周端）

5. 错（肋骨上缘）

（六）问答题

1. 如何用膈肌舒缩活动描记呼吸运动？

沿胸骨下端剑突处，打开腹腔，暴露剑突软骨和剑突骨柄，挑起剑突，用小镊子将剑突背面的膈肌条与剑突分离少许，剪断剑突骨柄，完全游离剑突软骨（连有膈肌条），可见剑突软骨随膈肌收缩而上下移动。将连有丝线的铁钩挂住剑突软骨，丝线连接于张力换能器（固定在铁支架上），张力换能器的输入端插入多媒体生物信号记录系统的输入通道，信号输入选"张力"。

2. 迷走神经在呼吸运动的调节中起何作用？

家兔的肺扩张反射参与维持正常呼吸节律。迷走神经是肺扩张反射的传入神经，其传入冲动可及时终止吸气，使吸气向呼气转换，呼吸变浅变快。

七、消　化

（一）单项选择题

1. 记录小肠平滑肌收缩时，张力换能器与小肠平滑肌之间的丝线应呈
   A. 15°　　　　B. 30°　　　　C. 45°　　　　D. 60°　　　　E. 90°

2. 切断外来神经支配不影响其分泌的是
   A. 唾液腺　　　　　　　　B. 胃腺
   C. 胰腺　　　　　　　　　D. 肝脏
   E. 小肠腺

3. 刺激颈部迷走神经可引起
   A. 胃液分泌减少　　　　　B. 胃运动减弱
   C. 胃肠括约肌收缩　　　　D. 小肠分节运动加强
   E. 胰液分泌减少

4. 向小肠注入脂肪引起
   A. 胃液分泌减少　　　　　B. 胰液分泌减少
   C. 胆汁分泌减少　　　　　D. 胃排空减慢
   E. 胆囊收缩素分泌减少

5. 在观察消化道平滑肌实验中，将制备好的小肠平滑肌用什么溶液浸泡

    A. 任氏液   B. 台氏液

    C. 生理盐水   D. 75%酒精

    E. 25%乌拉坦

6. 恒温平滑肌槽内水浴温度应在

    A. 38～39℃   B. 35℃

    C. 36℃   D. 40℃

    E. 42℃

7. 通常制作的小肠平滑肌标本选用的是

    A. 空肠   B. 十二指肠靠近胃的部分

    C. 回肠   D. 十二指肠与空肠交界部分

    E. 空肠与回肠交界部分

8. 进行"胆汁分泌的调节"实验时，其插管应插入

    A. 胆囊   B. 肝左管

    C. 肝右管   D. 肝总管

    E. 胆总管

（二）多项选择题

1. 下列施加的实验条件中，能引起小肠平滑肌收缩加强的有

    A. 浴槽内加入0.01%肾上腺素   B. 浴槽内加入0.01%乙酰胆碱

    C. 浴槽内加入1mol/L NaCl   D. 浴槽内加入1mol/L HCl

    E. 降低浴槽内水浴温度至25℃

2. 观察胃肠运动的指标有

    A. 胃内压   B. 胃液的分泌

    C. 胃的运动   D. 小肠的运动

    E. 小肠液的分泌

3. 消化道平滑肌对下列哪些刺激敏感

    A. 电刺激   B. 化学物质

    C. 温度   D. 机械牵拉

    E. 烧灼

4. 自制促胰液素时，需要准备的溶液有

    A. 0.5% HCl 溶液   B. 0.5% H_2SO_4 溶液

    C. 10% H_2CO_3 溶液   D. 10% NaOH 溶液

    E. 10% NaCl 溶液

（三）名词解释

1. 紧张性收缩

2. 分节运动

3. 胆盐的肠肝循环

（四）填空题

1. 制备离体小肠平滑肌时，应在_____剪断肠管。

2. 直接在胃肠表面滴加0.01%乙酰胆碱，胃肠运动将_____。

3. 将前端缚有小气囊的导尿管插入家兔胃内，另一端放入水中，没有____发生，呼吸____，表示未误插入气管。

4. 浴槽内先加入0.01%阿托品后，再加入0.01%乙酰胆碱，小肠收缩将_____；浴槽内先加入普萘洛尔1mg后，再加入0.01%肾上腺素，小肠收缩将_____。

5. 刺激迷走神经外周端，可使胃肠运动_____，胆汁分泌_____。

6. 进入小肠的胆汁包括_____和_____。

（五）判断题

1. 小肠平滑肌节律性收缩的频率比心脏节律性收缩的频率快。

2. 用无钙台氏液冲洗浴槽内小肠平滑肌后，小肠收缩幅度增大、频率加快。

3. 空腹情况下，小肠几乎不发生分节运动。

4. 阿托品可阻断迷走神经兴奋时使胃肠运动增强的效应。

5. 做胆总管插管时，切口应靠近胆囊管处。

（六）问答题

1. 离体小肠的运动和离体蛙心的收缩对环境所需条件有何不同？

2. Ca^{2+}在小肠收缩中有何作用？

3. 使用阿托品前后，刺激迷走神经离中端和注射乙酰胆碱的胃运动变化有何不同？机理为何？

4. 刺激迷走神经离中端可通过哪些机制影响胆汁的分泌？

5. 离体小肠为什么具有节律性的收缩活动？与离体心脏的活动有何不同？

附：参考答案

（一）单项选择题

1. E   2. E   3. D   4. D   5. B   6. A   7. B   8. E

（二）多项选择题

1. BD   2. ACD   3. BCD   4. AD

（三）名词解释

1. 指胃肠平滑肌缓慢、微弱而持续的收缩状态。

2. 小肠特有的运动形式，以小肠环行肌为主的节律性收缩和舒张运动。

3. 胆盐进入小肠后，90%以上被回肠末端黏膜吸收，经门静脉又回到肝脏，再组成胆汁分泌入肠，这一过程称为胆盐的肠肝循环。

（四）填空题

1. 近胃侧
2. 收缩加强
3. 气泡，平稳
4. 不出现增强，不出现减弱
5. 加强，增加
6. 肝胆汁，胆囊胆汁

（五）判断题

1. 错（小肠平滑肌也具有自动节律性收缩活动，但是频率慢且不规则）
2. 错（用无钙台氏液冲洗浴槽内小肠平滑肌后，小肠收缩幅度减小、频率减慢）
3. 对
4. 对
5. 错（做胆总管插管时，在靠近十二指肠端的胆总管处）

（六）问答题

1. 离体小肠的运动和离体蛙心的收缩对环境所需条件有何不同？

观察离体小肠的运动时常用的是台氏液，离体蛙心常用的是任氏液。台氏液和任氏液都属于生理盐溶液，是指在渗透压、酸碱度、各种离子成分等都和动物细胞外液相似的盐溶液。但是我们观察离体肠运动，常常用的是哺乳类动物，如家兔的小肠。家兔的小肠和两栖类动物的心脏在体外生存所需的液体环境要求不一样。所以台氏液和任氏液虽然都是属于生理盐溶液，但是他们的渗透压、各种离子组成、酸碱度等等不一样。

2. Ca^{2+}在小肠收缩中有何作用？

小肠平滑肌属于肌肉组织，平滑肌的收缩也是由细胞内Ca^{2+}的浓度升高触发的。

3. 使用阿托品前后，刺激迷走神经离中端和注射乙酰胆碱的胃运动变化有何不同？机理为何？

使用阿托品前，刺激迷走神经离中端和注射乙酰胆碱均使胃运动增强。机制是胃接受迷走神经的支配，当迷走神经兴奋时，节后纤维释放乙酰胆碱，与胃平滑肌上的 M 型胆碱受体结合，引起胃运动增强。所以在实验中刺激迷走神经离中端，使节后纤维释放乙酰胆碱，或者直接注射乙酰胆碱均使胃运动增强。

使用阿托品后，刺激迷走神经离中端和注射乙酰胆碱的胃运动没有出现增强的效果。机制是阿托品是 M 型胆碱受体阻断剂，使用之后，阻断了胃平滑肌上的 M 受体。再刺激迷走神经离中端和注射乙酰胆碱，均不能使胃运动增强。

4. 刺激迷走神经离中端可通过哪些机制影响胆汁的分泌？

主要通过神经调节和神经－体液调节机制使胆汁分泌增加。刺激迷走神经离中端，使节后纤维释放乙酰胆碱。一方面直接作用于肝细胞和胆囊，使胆汁分泌增加和胆囊收缩排出胆汁。另一方面乙酰胆碱也可作用于 G 细胞，使之分泌促胃液素；作用于 S 细胞，使之分泌促胰液素；作用于 I 细胞，使之分泌缩胆囊素。这三种胃肠激素均可以使胆汁分泌增加。其中促胃液素通过血液循环作用于肝细胞和胆囊，促进肝胆汁分泌和胆囊收缩，也可以间接通过刺激胃酸分泌，再由胃酸作用于十二指肠黏膜，使之释放促胰液素，而引起胆汁分泌；促胰液素主要作用于胆管系统促进胆汁中的水和 HCO_3^- 分泌；缩胆囊素使胆囊收缩、舒张肝胰壶腹括约肌、促进胆囊胆汁排出。

5. 离体小肠为什么具有节律性的收缩活动？与离体心脏的活动有何不同？

安静状态下，在消化道平滑肌静息电位基础上记录到一种缓慢的、自发的、节律性的去极化电位波动，称为慢波电位，又因其决定着消化道平滑肌的收缩节律，故又称基本电节律（BER）。当 BER 的电位波动使细胞膜电位去极化达到阈电位水平时，就可触发一个或多个动作电位，随后出现肌肉收缩。所以离体小肠平滑肌在适宜的环境内，仍能进行良好的节律性活动，但较心肌而言，频率慢且不规则。

八、泌　尿

（一）单项选择题

1. 在尿生成的实验中观察指标是

     A. 血压　　　　　　　　B. 尿量

     C. 呼吸　　　　　　　　D. 动作电位

     E. 心电

2. 使用记滴器记录尿量时，应选择什么信号输入系统

     A. 压力　　　　　　　　B. 张力

     C. 计数　　　　　　　　D. 心电

     E. 神经放电

3. 在尿生成实验中，在观察刺激迷走神经的项目中，应该

     A. 直接用刺激电极勾住迷走神经进行刺激

     B. 将迷走神经两侧结扎后剪断，电刺激中枢端 5～10s

     C. 将迷走神经两侧结扎后剪断，电刺激外周端 5～10s

     D. 将迷走神经两侧结扎后剪断，电刺激外周端 1min

     E. 将迷走神经两侧结扎后剪断，电刺激中枢端 1min

4. 在进行尿糖定性实验时，应在尿液中加入

     A. 生理盐水　　　　　　B. 任氏液

C. 25%氨基甲酸乙酯 D. 肝素

E. 斑氏试剂

5. 做尿糖定性实验结果为阴性，则溶液的颜色应为

   A. 红色   B. 蓝色   C. 绿色   D. 黑色   E. 黄色

6. 给家兔静脉注射去甲肾上腺素后血压升高，肾小球滤过率和尿量迅速减少，该动物肾小球滤过率降低的主要原因是

   A. 肾小球毛细血管血压升高   B. 肾小囊内压升高

   C. 肾小囊内胶体渗透压降低   D. 血浆胶体渗透压升高

   E. 肾血流量减少

7. 产生渗透性利尿时，终尿

   A. Na^+升高   B. 渗透压降低

   C. 渗透压升高   D. 渗透压变化小

   E. 尿浓缩

8. 给家兔静脉注射垂体后叶素后尿量减少，该动物尿量减少的主要机制是远曲小管和集合管

   A. 对水通透性增高   B. 对Na^+重吸收增多

   C. 对尿素重吸收增多   D. 管腔内溶质浓度降低

   E. 管腔外渗透压升高

9. 在进行麻醉前，称得一只家兔的体重为3kg，则应抽取多少20%氨基甲酸乙酯进行麻醉

   A. 20ml   B. 12ml   C. 15ml   D. 18ml   E. 10ml

10. 在家兔所做的下列实验中，哪项不出现尿量增多

   A. 静脉注射去甲肾上腺素   B. 静脉注射速尿

   C. 静脉注射高浓度葡萄糖   D. 静脉注射甘露醇

   E. 静脉注射生理盐水

11. 由于斑氏试剂中含有下列哪种离子，可以用于测试尿中出现的葡萄糖

   A. Na^+ B. Ca^{2+} C. Cu^{2+} D. K^+ E. Cl^-

12. 给家兔静脉注射速尿后尿量会

   A. 减少，因为ADH分泌增多

   B. 增多，因为抑制髓袢升支粗段顶端膜上的Na^+-$2Cl^-$-K^+同向转运体

   C. 减少，因为对水重吸收增多

   D. 增多，因为肾血流量升高

   E. 增多，因为醛固酮分泌减少

13. 垂体后叶病变时多尿

   A. 为渗透性利尿   B. 为尿崩症

   C. 和利尿酸的利尿机制相同   D. 与肾小球滤过率的改变关系密切

E. 有效滤过压升高

（二）多项选择题

1. 记录尿量时需要用到下列哪些工具
   A. 兔手术台　　　　　　　B. 输尿管插管
   C. 刺激器　　　　　　　　D. 张力换能器
   E. 记滴器

2. 给家兔静脉快速注射生理盐水 20ml，其尿量及血压的变化是
   A. 尿量减少　　　　　　　B. 尿量增多
   C. 血压不变　　　　　　　D. 血压轻度升高
   E. 血压降低

3. 在家兔尿的实验中，注射哪些药品可以使尿量增多
   A. 注射生理盐水　　　　　B. 注射速尿
   C. 注射去甲肾上腺素　　　D. 注射25％葡萄糖
   E. 注射垂体后叶素

4. 刺激家兔的迷走神经，尿量及血压的变化是
   A. 尿量增多　　　　　　　B. 尿量减少
   C. 血压降低　　　　　　　D. 血压升高
   E. 血压不变

5. 肾小球的滤过作用受到下列哪些因素的影响
   A. 滤过膜的通透性　　　　B. 肾小球有效滤过压的大小
   C. 对水的通透性的高低　　D. 肾小球的毛细血管压
   E. 肾小球血浆流量

（三）名词解释

1. 肾小球滤过作用
2. 肾小球有效滤过压
3. 肾小管的重吸收
4. 肾小管的分泌作用
5. 渗透性利尿
6. 肾糖阈

（四）填空题

1. 尿的生成包括＿＿＿＿、＿＿＿＿和＿＿＿＿三个过程。
2. 插输尿管时，不能插入＿＿＿＿，以避免损伤组织造成出血。
3. 结扎输尿管时应靠近＿＿＿＿结扎，插入输尿管插管时应靠近＿＿＿＿。
4. 葡萄糖能将斑氏试剂中的 Cu^{2+} 还原成＿＿＿＿。
5. 做尿糖定性实验时，在试管内应加入斑氏试剂＿＿＿＿和尿液＿＿＿＿。

(五) 判断题

1. 在尿糖定性实验中结果为（-），则斑氏试剂的颜色为蓝色；结果为（+++），则溶液的颜色为红色。

2. 刺激家兔的迷走神经使尿量减少，其原因是肾血管收缩，肾血流量减少。

3. 给家兔注射25%葡萄糖使尿量增多，其原因是血浆晶体渗透压升高，ADH合成释放增多。

(六) 问答题

1. 实验时还未开始给药，尿就很少或无尿，试分析原因。
2. 简述记滴器的工作原理。
3. 简述尿糖定性实验的原理。
4. 在实验中为什么不能过度牵拉输尿管？
5. 除了输尿管插管外，还采用什么方法可以记录尿量？
6. 简述注射去甲肾上腺素引起血压及尿量变化的原因。
7. 通过三通管给药时，每推注完一种药物后，应再推注少量生理盐水，目的是什么？

附：参考答案

(一) 单项选择题

1. B 2. C 3. C 4. E 5. B 6. E 7. D 8. A 9. C 10. A 11. C 12. B 13. B

(二) 多项选择题

1. ABE 2. BD 3. ABD 4. BC 5. ABDE

(三) 名词解释

1. 血液流经肾小球毛细血管网时，血浆中的部分水和小分子物质，通过滤过膜滤入肾小囊腔形成原尿的过程。

2. 肾小球有效滤过压是肾小球滤过作用的动力。有效滤过压 = 肾小球毛细血管血压 -（血浆胶体渗透压 + 肾小囊内压）。

3. 原尿或小管液流经肾小管和集合管时，其中的某些成分通过上皮细胞重新回到血液的过程。

4. 肾小管上皮细胞通过新陈代谢，将代谢产生的物质转运到小管液的过程。

5. 由于小管液中溶质浓度的升高，使小管液渗透压升高，肾小管对小管液中水分重吸收减少，排出尿量增加，称渗透性利尿。

6. 终尿中开始出现葡萄糖时的血糖浓度称为肾糖阈。其值为180mg/100ml。

(四) 填空题

1. 肾小球的滤过，肾小管和集合管的重吸收，分泌

2. 夹层

3. 膀胱方向，肾脏方向

4. Cu^+

5. 1ml，2滴

（五）判断题

1. 对

2. 错（导致血压下降，超过了肾脏的自身调节能力范围，肾小球毛细血管压降低，有效滤过压减少）

3. 错（超过了肾糖阈，引起渗透性利尿）

（六）问答题

1. 实验时还未开始给药，尿就很少或无尿，试分析原因。

输尿管插管未插入输尿管内，或输尿管堵塞，或输尿管扭曲；腹部切口过大，引起ADH分泌；血压下降，尿量减少；气温太低，未保温；血管收缩等原因。

2. 简述记滴器的工作原理。

记滴器主要用于记录各种体液（如尿液、胆汁、消化液等）的分泌量。使用时将受滴器电极的插头插入"受滴"插孔，"记滴"输出导线连至计算机生物信号采集处理系统，当液滴将受滴电极短路时，电路导通，计算机便记录液滴的脉冲一次。

3. 简述尿糖定性实验的原理。

尿糖定性实验所用的斑氏试剂中含有Cu^{2+}，当尿中出现葡萄糖时，葡萄糖具有还原性，可将斑氏试剂的Cu^{2+}还原成Cu^+，使溶液的颜色变成红色。

4. 在实验中为什么不能过度牵拉输尿管？

输尿管组织比较柔软，如果过度牵拉输尿管，可能引起输尿管出血而堵塞输尿管插管造成尿液不能顺利流出。

5. 除了输尿管插管外，还采用什么方法可以记录尿量？

还可以在膀胱体的底部做切口后，从膀胱插入一个插管来引流尿液、记录尿量。

6. 简述注射去甲肾上腺素引起血压及尿量变化的原因。

静脉注射去甲肾上腺素，可以与心肌细胞膜上的$β_1$受体结合，使心率加快，心肌收缩力增强，心输出量增多，同时还可与外周血管平滑肌上的α受体结合，引起全身血管广泛收缩，使血压升高。但是肾小球毛细血管血压高低既受全身动脉血压的影响，又受肾小球入球小动脉和出球小动脉的口径比例（也就是血管平滑肌舒缩程度）的影响，而后一种因素比前一种因素更为重要。静脉注射去甲肾上腺素可使肾小球入球小动脉收缩，使肾小球毛细血管中血流量降低，滤过率减少，尿量减少。

7. 通过三通管给药时，每推注完一种药物后，应再推注少量生理盐水，目的是什么？

因为每次注射药物的量很少，不能完全通过三通管的全长，从而进入动物的血管内，因此需要再推注少量生理盐水，目的是使药物通过三通管的全长进入动物的血液循环内发挥作用。

九、神　经

（一）单项选择题

1. 脊髓动物是指
    A. 用人工的方法完全离断脑与脊髓之间联系的动物
    B. 保持脑与脊髓联系，但脊髓损伤的动物
    C. 保持脑与脊髓联系，脊髓完好的动物
    D. 保留脑，但脊髓损伤的动物
    E. 以上均不对

2. 在反射弧分析实验中，屈反射、搔爬反射的反射中枢位于
    A. 大脑皮层　　　　　　　　B. 中脑
    C. 延髓　　　　　　　　　　D. 脊髓
    E. 小脑

3. 将蛙左侧后肢脚趾浸入0.5%硫酸溶液中，该侧后肢屈曲的原因是
    A. 直接刺激了该侧后肢的肌肉
    B. 直接刺激了脊髓
    C. 兴奋了该侧后肢皮肤上的感受器
    D. 直接刺激了该侧后肢的坐骨神经
    E. 直接刺激了传入神经

4. 将剥掉皮肤的左后肢脚趾再浸入0.5%硫酸溶液中，该侧后肢不出现屈曲的原因是
    A. 破坏了皮肤感受器　　　　B. 破坏了该侧后肢肌肉
    C. 破坏了传入神经　　　　　D. 破坏了传出神经
    E. 破坏了神经-肌肉接头

5. 以下描述正确的是
    A. 单个阈下刺激作用于肢体皮肤，引起肢体屈曲
    B. 连续多个阈刺激作用于同一处肢体皮肤，也不引起肢体屈曲
    C. 肢体皮肤相邻部位同时给予多个阈下刺激，可引起肢体屈曲
    D. 随着阈上刺激强度的增大，出现肢体运动的范围不变
    E. 适当的连续刺激蛙后肢皮肤，出现屈曲，当停止刺激时，肢体立即恢复

6. 电刺激家兔大脑半球左侧顶部内侧，可出现
   A. 左上肢运动　　　　　　B. 右上肢运动
   C. 左下肢运动　　　　　　D. 右下肢运动
   E. 耳朵运动
7. 去大脑僵直实验中横切脑干的部位是
   A. 中脑的上、下丘之间　　B. 中脑和间脑之间
   C. 中脑和脑桥之间　　　　D. 脑桥和延髓之间
   E. 延髓和脊髓之间

（二）多项选择题

1. 大脑皮层诱发电位实验中所需器械包括
   A. 咬骨钳　　　　　　　　B. 颅骨钻
   C. 动脉夹　　　　　　　　D. 皮层诱发电位引导电极
   E. 手术刀
2. 深度麻醉时，自发电位和诱发电位
   A. 自发脑电小　　　　　　B. 诱发电位小
   C. 自发脑电大　　　　　　D. 诱发电位大
   E. 无自发脑电
3. 去大脑僵直时，动物表现
   A. 四肢伸直　　　　　　　B. 头昂尾翘
   C. 脊柱挺直　　　　　　　D. 呼吸停止
   E. 伸肌肌张力增强

（三）名词解释

1. 脊蛙
2. 脊髓反射
3. 屈反射
4. 反射时

（四）填空题

1. 反射弧由_____、_____、_____、_____、_____五个部分组成。
2. 完成某一反射，反射弧必须要_____和_____完整。
3. 在反射弧分析实验中，0.5%硫酸是作为_____刺激；电刺激腓肠肌时（大于阈值），腓肠肌将_____。
4. 家兔颅骨表面有三条骨缝，分别是_____、_____和_____。
5. 记录大脑皮层诱发电位时，引导电极的银球接触_____，参考电极夹在_____。
6. 大脑皮层诱发电位分为_____、_____、_____三个时期。

(五) 判断题

1. 动物脊髓破坏后，刺激皮肤的任何部分，均不见反射活动。
2. 为了防止矢状窦破裂出血，可沿矢状缝暴露大脑。
3. 破坏小鼠的小脑时，用探针从顶骨后方中央刺入。

(六) 问答题

1. 试述中枢内神经兴奋传递的特征。
2. 试述大脑皮层对躯体运动支配的特点。
3. 试述小脑的功能。

附：参考答案

(一) 单项选择题

1. A 2. D 3. C 4. A 5. C 6. D 7. A

(二) 多项选择题

1. ABDE   2. AD   3. ABCE

(三) 名词解释

1. 破坏脑组织，保留完整脊髓的蛙。
2. 以脊髓为反射中枢的反射。
3. 肢体皮肤接受伤害性刺激时，受刺激一侧的肢体出现屈曲。
4. 反射活动中，感受器接受刺激到效应器出现反应所需的时间。

(四) 填空题

1. 感受器，传入神经，反射中枢，传出神经，效应器
2. 结构，功能
3. 疼痛，收缩
4. 矢状缝，冠状缝，人字缝
5. 兔脑皮层后肢体感区，动物头皮切口
6. 潜伏期，主反应，后发放

(五) 判断题

1. 对
2. 错（在矢状缝两侧分别暴露两侧大脑半球）
3. 错（用探针垂直穿透一侧小脑上的顶间骨）

(六) 问答题

1. 试述中枢内神经兴奋传递的特征。

①单向传递；②中枢延搁；③时间总和、空间总和；④兴奋节律的改变；⑤后发放；⑥对内环境变化的敏感和易疲劳。

2. 试述大脑皮层对躯体运动支配的特点。

①交叉性支配：一侧运动区支配对侧躯体运动；②倒置支配：支配下肢的肌肉运动位于运动区的上部；③代表区的大小与肌肉运动的精细程度有关；④刺激皮层运动区引起的肌肉运动为少数或个别肌肉的收缩。

3. 试述小脑的功能。

小脑分古小脑、旧小脑和新小脑。古小脑的功能主要是调节身体的平衡；旧小脑的功能是参与调节肌紧张；新小脑的功能是参与调节随意运动。

十、感觉器官

（一）单项选择题

1. 在视敏度测定时受试者应站在视力表外多远距离
   A. 3 米　　　　B. 4 米　　　　C. 5 米　　　　D. 6 米　　　　E. 5.5 米

2. 若测得某人的视角为 1 分角，根据视力的计算公式其视力应为多少
   A. 5.0　　　　B. 4.0　　　　C. 4.5　　　　D. 5.5　　　　E. 4.8

3. 颜色视野范围最大的是
   A. 红色　　　　B. 黄色　　　　C. 绿色　　　　D. 蓝色　　　　E. 白色

4. 测定视野时需要使用
   A. 视力表　　　　　　　　B. 角膜表面电极
   C. 视野图表　　　　　　　D. 手电筒
   E. 色盲图谱

5. 若某人对红色缺乏辨别能力，则属于哪一种色盲
   A. 第一原色盲　　　　　　B. 第二原色盲
   C. 第三原色盲　　　　　　D. 单色盲
   E. 全色盲

6. 若某人对绿色缺乏辨别能力，则属于哪一种色盲
   A. 第一原色盲　　　　　　B. 第二原色盲
   C. 第三原色盲　　　　　　D. 单色盲
   E. 全色盲

7. 若某人对蓝色缺乏辨别能力，则属于哪一种色盲
   A. 第一原色盲　　　　　　B. 第二原色盲
   C. 第三原色盲　　　　　　D. 单色盲
   E. 全色盲

8. 在色盲检查时，被检查者每次检查的时间不应超过多少
   A. 1min　　　　B. 45s　　　　C. 30s　　　　D. 20s　　　　E. 15s

9. 临床上较为多见的色盲是
   A. 红色盲　　　　　　　　　B. 绿色盲
   C. 黄色盲　　　　　　　　　D. 红绿色盲
   E. 黄蓝色盲
10. 检查瞳孔对光反射时需使用
    A. 视力表　　　　　　　　　B. 角膜表面电极
    C. 视野图表　　　　　　　　D. 手电筒
    E. 色盲图谱
11. 记录视网膜电图时角膜表面电极应置于哪里
    A. 瞳孔上方　　　　　　　　B. 瞳孔下方
    C. 口腔　　　　　　　　　　D. 下肢
    E. 上肢
12. 振动的音叉放在患者前正中发际，双耳比较，以右耳为响，当分别将振动音叉置于左右外耳道口测试，结果右耳音响不如左耳，应诊断为
    A. 左耳传导性耳聋　　　　　B. 右耳传导性耳聋
    C. 左耳感音性耳聋　　　　　D. 右耳感音性耳聋
    E. 左右耳皆感音性耳聋
13. 声音传入内耳的主要途径是
    A. 骨传导
    B. 颅骨—耳蜗
    C. 外耳—鼓膜—鼓室空气—圆窗—内耳
    D. 外耳—鼓膜—听骨链＋圆窗—内耳
    E. 外耳—鼓膜—听骨链—卵圆窗—内耳

（二）多项选择题

1. 检查视力时需要用到下列哪些工具
   A. 视野图表　　　　　　　　B. 遮眼罩
   C. 视力表　　　　　　　　　D. 指示棒
   E. 电筒
2. 按照视觉的三原色学说，三种视锥细胞对哪些颜色特别敏感
   A. 红　　B. 绿　　C. 白　　D. 黑　　E. 蓝
3. 盲点测定时需要用到下列哪些工具
   A. 视力表　　　　　　　　　B. 米尺
   C. 白纸　　　　　　　　　　D. 遮眼罩
   E. 铅笔

（三）名词解释

1. 视敏度

2. 单色盲

3. 视野

4. 视网膜电图

5. 耳蜗微音器电位

(四) 填空题

1. 检查视力时应从_____到_____。

2. 经检查缺乏红、绿、蓝三种感光细胞的任何一种者，称为_____。

3. 经检查对三种原色反应能力下降者为_____。

4. 视野的____侧和_____侧较小，____侧和_____侧较宽。

5. 视乳头没有感光细胞，外来光线投射于此不能引起视觉，称为_____。

6. 记录视网膜电图应在_____内进行。

7. 照射角膜后诱发的视网膜电图首先出现较小的_____波，随后出现较高的_____波。

8. 耳蜗接受声音刺激后，产生的电位变化称为_____。

(五) 判断题

1. 颜色视野范围最小的是红色。

2. 若测得某人的骨传导大于气传导，可判断为传导性耳聋。

3. 正常人进行瞳孔对光反射检查时，只有照射侧瞳孔缩小。

(六) 问答题

1. 怎样检查视力？

2. 色盲和色弱有什么不同？

3. 如果瞳孔不等大或瞳孔对光反射不存在，说明什么问题？

附：参考答案

(一) 单项选择题

1. C 2. A 3. E 4. C 5. A 6. B 7. C 8. C 9. D 10. D 11. A 12. B 13. E

(二) 多项选择题

1. BCD 2. ABE 3. BCDE

(三) 名词解释

1. 眼睛能分辨两点间最小距离的能力。

2. 对红、绿两种颜色都缺乏辨别能力者。

3. 单眼固定注视正前方一点时所能看到的空间范围。

4. 视网膜神经元在接受光刺激时发生综合电反应。

5. 耳蜗接受声音刺激后产生的电位变化,与刺激声波的波形、频率相一致的电位变化。

(四) 填空题

1. 上,下
2. 色盲
3. 色弱
4. 鼻侧,额侧,颞侧,下侧
5. 盲点
6. 暗室
7. 正波,负波
8. 耳蜗微音器电位

(五) 判断题

1. 错(应该是绿色)
2. 对
3. 错(两侧的瞳孔都会缩小)

(六) 问答题

1. 怎样检查视力?

将视力表悬挂在光线充足而均匀的墙上,但不能让阳光直接照到视力表上,高度应与受试者头部相当。让受试者站在离视力表 5 米远处,先检查右眼,遮住左眼,按实验者的指点说出图形上字母"E"字的缺口方向,检查时应当从上到下指点视标,如果到某一行看不清,应当退回上一行检查。直至该行全部看到,记下边上的视力数,如 1.0 全部看到,则记为"1.0"。如最上一行都看不清,可以让他向视力表逐步走近,直至看清楚最大的视标为止。受试者能看清楚的最小图形旁边的数字即为受试者的视力。再用同样的方法测试左眼。

2. 色盲和色弱有什么不同?

色盲是缺乏红、绿、蓝三种视锥细胞中的任何一种,多是先天性的,绝大多数都是遗传的;而色弱是对三种原色反应能力下降,不是由于缺乏某种视锥细胞,而是由于某种视锥细胞的反应能力比正常人低,多是后天引起的。两者之间的区别是:色盲是完全不能分辨一些颜色的区别;而色弱是指分辨颜色的能力差,虽然能分辨,但不能很快地分辨清楚。

3. 如果瞳孔不等大或瞳孔对光反射不存在,说明什么问题?

瞳孔对光反射的中枢在中脑,因此临床上常把它作为判断中枢神经系统病变部位、麻醉的深度和病情危重程度的重要指标。瞳孔不等大或者瞳孔对光反射不存在提示颅内病变可能已侵犯至中脑。

十一、综合性实验

(一) 单项选择题

1. 家兔的颈外静脉位于
   A. 颈总动脉鞘内
   B. 气管旁
   C. 颈后部皮下
   D. 颈部外侧皮下
   E. 颈前肌肉与气管之间

2. 急性失血性休克时,当血压刚低于40mmHg,以下变化正确的是
   A. 心率减慢
   B. 尿量增多
   C. 微动脉口径缩小
   D. 中心静脉压降低
   E. 皮肤黏膜出现发绀

3. 急性失血性休克时,当血压持续维持在40mmHg,以下变化错误的是
   A. 脉搏细数
   B. 无尿
   C. 呼吸困难
   D. 中心静脉压增高
   E. 微循环灌流量减少

4. 在抢救失血性休克的家兔中,采用补充血容量同时先后注射异丙肾上腺素和酚妥拉明的方案,其抢救效果好的原因是
   A. 补充血容量
   B. 加强心功能
   C. 改善微循环
   D. 补充血容量、加强心功能、改善微循环
   E. 收缩血管,使血压增高

5. 有机磷农药急性中毒时,只缓解M样症状的解救药是
   A. 解磷定
   B. 氯磷定
   C. 阿托品
   D. 氯筒箭毒碱
   E. 十烃季铵

6. 下列有机磷农药急性中毒症状中属于N样症状的是
   A. 瞳孔缩小
   B. 心率减慢
   C. 唾液分泌增多
   D. 肌震颤
   E. 小便失禁

(二) 多项选择题

1. 失血性休克实验的观察指标有
   A. 动脉血压
   B. 心率
   C. 呼吸频率和幅度
   D. 中心静脉压

E. 尿量
2. 给家兔静脉注射敌百虫后出现的中毒症状有
   A. 瞳孔缩小　　　　　　B. 呼吸加深加快
   C. 唾液分泌增多　　　　D. 肌震颤
   E. 肌张力增强
3. 能全面解救有机磷农药急性中毒症状的药物是
   A. 解磷定　　　　　　　B. 氯磷定
   C. 阿托品　　　　　　　D. 氯筒箭毒碱
   E. 十烃季铵

（三）名词解释

1. 失血性休克
2. 中心静脉压
3. 微循环
4. 缺血－再灌注损伤
5. 自由基
6. 氧自由基

（四）填空题

1. 影响动脉血压的因素有：_____、_____、_____、_____。
2. 对失血性休克的治疗首先强调的是_____、_____，以提高有效循环血量、心排出量，改善组织灌流，其次合理运用血管活性药物，改善_____状态。
3. 有机磷农药急性中毒症状包括____样症状和____样症状。
4. 解磷定缓解有机磷农药急性中毒症状的机理是：_____。
5. 心肌缺血时，能量代谢产物中对心脏有保护作用的是_____。

（五）判断题

1. 抢救失血性休克时，止血的同时输入丢失的血液量即可。
2. 有机磷农药中毒的机制是促进神经纤维末梢释放大量的乙酰胆碱。
3. 血中胆碱酯酶能将乙酰胆碱水解为乙酸和胆碱。
4. 血中胆碱酯酶活力测定在60%以下，表示中毒。
5. 缺血预处理和腺苷预处理组心律失常发生率高于直接缺血－再灌注组。

（六）问答题

1. 分析失血性休克时，血压降低、中心静脉压降低、尿量减少、微循环灌流量减少的原因是什么？
2. 分析静注阿托品后，瞳孔扩大、唾液分泌减少、心率增快的原因。

附：参考答案

(一) 单项选择题

1. D　2. C　3. D　4. D　5. C　6. D

(二) 多项选择题

1. ABCDE　2. ACDE　3. AB

(三) 名词解释

1. 因大量失血而引起的休克（有效循环血量急剧减少，组织血液灌流量严重不足）。

2. 右心房和胸腔内大静脉的压力。

3. 微动脉与微静脉之间的血液循环。

4. 在一定时间缺血的基础上，恢复血流灌注后，不仅没使组织器官功能恢复，反而使缺血组织和器官的功能障碍及结构破坏进一步加重，这种现象或病理过程称为缺血 – 再灌注损伤。

5. 指外层轨道上有单个不配对价电子的原子、原子团和分子的总称。

6. 以氧为中心的自由基。

(四) 填空题

1. 心输出量，外周阻力，大动脉管壁的弹性，循环血量和血管容量的关系

2. 止血，补充血容量，微循环

3. M，N

4. 恢复胆碱酯酶活性

5. 腺苷

(五) 判断题

1. 错（还应运用血管活性药物改善微循环）

2. 错（抑制胆碱酯酶的活性）

3. 对

4. 对

5. 错（低于）

(六) 问答题

1. 分析失血性休克时，血压降低、中心静脉压降低、尿量减少、微循环灌流量减少的原因是什么？

失血性休克时，由于血量明显减少，循环系统平均充盈压下降，血压下降；血压下降，回心血量减少，中心静脉压降低；血量减少，对左心房容量感受器的刺激减弱，从而引起 ADH 的合成和分泌增加，肾远曲小管和集合管对水的通透性增加，

水的重吸收增加，尿量减少，休克时，交感神经系统兴奋，肾血管收缩，肾血流量减少，尿量减少，肾血管收缩，球旁细胞分泌肾素增多，ADS 增多，对水的重吸收增加，尿量减少。

2. 分析静注阿托品后，瞳孔扩大、唾液分泌减少、心率增快的原因。

虹膜括约肌是由胆碱能神经支配，阿托品可阻断其上的 M 受体，使虹膜括约肌松弛，瞳孔扩大；阿托品通过阻断唾液腺的 M 胆碱受体而抑制其分泌；阿托品阻断心脏窦房结的 M_2 胆碱受体，解除了迷走神经对心脏的抑制作用，使心率加快。

参考文献

［1］朱大年，王庭槐．生理学．北京：人民卫生出版社，2013．

［2］王瑞元．运动生理学．北京：人民体育出版社，2012．

［3］许红．功能实验指导．北京：中医古籍出版社，2006．

［4］成都泰盟科技有限公司．BL-420/820 生物机能实验系统用户手册，2012．

［5］孙飙．运动生理学实验指导．北京：人民体育出版社，2011．

［6］蒋萍，王红梅，沈岳良．生理与病理生理学实验指导．北京：科学出版社，2006．

［7］杨芳炬，主编．机能实验学．2版．成都：四川大学出版社，2004．

［8］高兴亚，汪晖，戚晓江等．机能实验学．北京：科学出版社，2001．

［9］莫书荣．实验生理科学．2版．北京：科学出版社，2003．

［10］李康，朱佐江．生理学实验指导．北京：人民军医出版社，2000．

［11］高建新，赵晓光，陈连璧．生理学实验指导．北京：人民卫生出版社，1999．

［12］施雪筠．生理学实验指导．上海：上海科学技术出版社，1995．